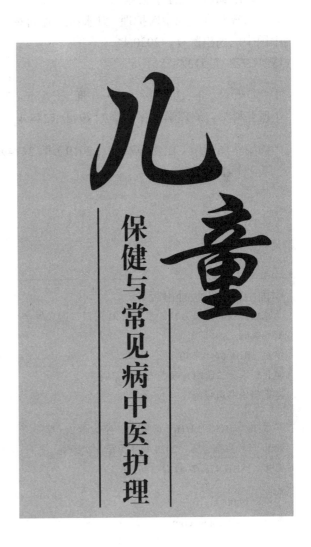

尹永田　陈莉军◎编著

儿童
保健与常见病中医护理

U0272713

中国中医药出版社
·北京·

图书在版编目（CIP）数据

儿童保健与常见病中医护理 / 尹永田，陈莉军编著 . —北京：
中国中医药出版社，2020.4
ISBN 978-7-5132-5861-6

Ⅰ . ①儿… Ⅱ . ①尹… ②陈… Ⅲ . ①儿童—保健 ②
中医儿科学—护理学 Ⅳ . ① R179 ② R248.4

中国版本图书馆 CIP 数据核字（2019）第 247496 号

中国中医药出版社出版

北京经济技术开发区科创十三街 31 号院二区 8 号楼
邮政编码 100176
传真 010-64405750
河北新华第二印刷有限责任公司印刷
各地新华书店经销

开本 787×1092 1/16 印张 11 字数 162 千字
2020 年 4 月第 1 版 2020 年 4 月第 1 次印刷
书号 ISBN 978-7-5132-5861-6

定价 39.00 元
网址 www.cptcm.com

社 长 热 线 010-64405720
购 书 热 线 010-89535836
维 权 打 假 010-64405753

微信服务号 zgzyycbs
微商城网址 https://kdt.im/LIdUGr
官 方 微 博 http://e.weibo.com/cptcm
天猫旗舰店网址 https://zgzyycbs.tmall.com

如有印装质量问题请与本社出版部联系（010-64405510）

内容提要

本书从儿童各年龄段特点及保健规律出发，介绍了儿童保健与常见病护理的特点；又从 20 余种疾病的角度分别阐述了具体的护理保健知识，着重突出了中医护理内容与特色，包括起居调护、饮食调护、情志调护、用药调护、病时调护、中医护理适宜技术及预防调护等。本书把中医护理服务理念和精髓融入常见病证的指导中，充分体现了中医儿科常见疾病中医护理的基本理论、基本知识和基本技能，可操作性强，易于理解和掌握，方便查阅，是一部实用的健康预防和护理指导用书。本书主要供中西医临床护理人员及院校师生学习参考，也可做为护理健康教育及患者家庭护理指导用书。

编写说明

护理学是以维护和促进健康、减轻病痛、提高生命质量为目的，运用专业知识和技术为人民提供健康服务的一门科学。随着人类疾病谱改变，社会结构转型及人口老龄化发展趋势，公众对护理服务的需求和护理质量提出新的要求。中医学博大精深，运用具有几千年历史的防病治病的经验为人民健康事业做出了重要的贡献。中医学不仅重视对于疾病的治疗，更注重对于疾病的预防；不仅重视对于疾病的药物治疗，更重视施行自身独有的中医护理方法。自古以来，中医治病即是集医、药、护为一身。在护理学尚未成为一门独立的学科以前，中医护理一直融会在中医药学整体框架之中，所以在我国传统医药学中一直都包含着丰富的护理内容。例如《黄帝内经》这部我国现存最早的古典医学巨著，其在中医护理方面，即论述了疾病护理、饮食护理、生活起居护理、情志护理、养生康复护理、服药护理及针灸、推拿、导引、热熨、洗药等多种护理技术。《伤寒杂病论》这部奠定中医理法方药体系的著作，也在各种疾病的条文中或方药后论述了诸多护理方法，如"服已须臾，啜热稀粥一升余，以助药力，温服令一时许，遍身漐漐微似有汗者益佳""太阳病，发汗后，大汗出、胃中干、烦躁不得眠，欲得饮水者，少少与饮之，令胃气和则愈""多饮暖水，汗出愈，如法将息"等。

本书分为上下两篇。上篇涵盖胎儿期保健、新生儿期保健、婴儿期保健、幼儿期保健、学龄前期保健、学龄期保健和青春期保健等儿科不同阶段的保健方法与要点；下篇介绍了常见儿科疾病，包括新生儿疾病，以及肺系、脾胃系、心系、肾系、传染病在内的20余种儿童疾病的中医护理内容，简要介绍了每种疾病的中医辨证论治基本分型，着重介绍了每种疾病包括起居调护、饮食调护、情志调护、用药调护、病时调护、中医护理适宜技术及预防调护等方面的中医护理方法。本书主要供中西医临床护理人员及院校师生学习参考，也可做为护理健康教育及患者家庭护理指导用书。

编者

2019 年 3 月

目录

上　篇

儿童不同阶段的保健方法

/ 第一章 / 婴幼儿期保健

第一节 胎儿期保健

胎儿期即从男女生殖之精相合而受孕开始，直至分娩断脐的时期。胎龄从孕妇末次月经的第 1 日算起为 40 周，280 日，以 4 周为一个妊娠月，俗称"怀胎十月"。

胎儿在孕育期间，与其母借助胎盘、脐带相连，完全依靠母体气血供养，在胞宫内生长发育。这一时期胎儿的成长，既受到父母体质强弱、遗传因素的影响，又受到孕母之营养、心理、精神状况、卫生环境等条件的影响。《小儿药证直诀·变蒸》指出"小儿在母腹中乃生骨气，五脏六腑成而未全"，正是对胎儿期特点的高度概括。《外台秘要·小儿初受气论》引崔氏论曰："小儿初受气，在娠一月结胚，二月作胎，三月有血脉，四月形体成，五月能动，六月筋骨立，七月毛发生，八月脏腑俱，九月谷气入胃，十月百神能备而生矣。"描述了胎儿期生长发育的基本情况。在整个孕期内，尤其在妊娠早期 12 周的胚胎期，从受精卵细胞至基本形成胎儿，最易受到各种病理因素如感染、药物、劳累、物理、营养缺乏，以及不良心理因素等的伤害，造成流产、死胎或先天畸形。妊娠中期 16 周，胎儿各器官迅速增长，功能也逐渐成熟。妊娠后期 12 周，胎儿以肌肉发育和脂肪积累为主，体重增长快。后两个阶段，若胎儿受到伤害，易发生早产或胎死腹中。因此，应做好妇女孕期保健，更好地保护尚未出生、易受伤害的胎儿，保障胎儿健康孕育成长。古代医家为此积累了很多有效的经验，提倡护胎、养胎、胎教，至今仍有参考价值。

目前，国际上将胎龄满 28 周至出生后 7 足天，定为围生期。因这一时期小儿死亡率最高，故特别强调围生期的保健。围生期保健包括胎儿及新生儿的生长发育观察和疾病防治，孕母、产妇的生理卫生和饮食、生活起居护理，分娩时胎儿监测技术，高危新生儿的集中监护和治疗，某些先天性疾病的筛查和及早诊断治疗等，由此形成了"围生期医学"。

生命的起源在于精，男女媾精，阴阳相合，受精怀孕，新的生命开始孕育。我国古代历来重视优生优育，并强调从优孕做起。先天之本，是一生的根基，"养胎护胎""胎养胎教"等，历来被认为是儿童保健的第一步。胎儿的强弱禀受于父母，特别是胎儿在母腹中，与孕母同呼吸、共安危，孕母的体质、营养、用药、起居、环境、情绪等因素，均会影响胎儿的生长发育。正如元代朱丹溪在《格致余论·慈幼论》中所说："儿之在胎，与母同体，得热则俱热，得寒则俱寒，病则俱病，安则俱安。"明代方贤的《奇效良方·小儿初生总说》也指出："小儿所禀形质寿命长短者，全在乎精血，二者和而有妊，在母之胎中十月而生。大抵寿夭穷通，聪明愚痴，皆以预定，岂在逃乎？"西汉《大戴礼记·保傅》曾记载："周后妃任成王于身，立而不跂，坐而不差，独处而不倨，虽怒而不詈，胎教之谓也。"这是关于"胎教"的最早记载。《列女传》中记载的太任怀周文王时注重胎教的事例，也一直被奉为胎教典范。这就表明，早在商周时期已有实例：做好胎养胎教可使小儿健康聪慧长寿。《素问·奇病论》对"胎病"的记载，则说明当时已认识到孕期失于养护可造成小儿先天性疾病。

明代著名儿科医家万全在《万氏家藏育婴秘诀·十三科》中提出了四种育婴方法，即预养以培其元、胎养以保其真、蓐养以防其变、鞠养以慎其疾。系统总结了孕前、孕期、围生期、出生后四个阶段的儿童保健方法。

胎儿期保健的第一步是"预养以培其元"。孕育之前，男女双方要慎重选择配偶。近亲之间，血缘相近，不可通婚，否则会使后代体弱，且患遗传性疾病的概率增高；应做好婚前检查，排除男女双方影响生育的遗传性疾病、传染病等。男女双方要选在适当的年龄结婚生育，男子三八、女子三七，肾气平均，发育完全成熟，所以，男子24～32岁、女子21～28岁，才是婚育的适合年龄。同时，男女双方应注意养身保健，使气血充沛，阴阳调和，有利于胎儿的孕育；体弱、劳倦、吸烟、酗酒等因素可造成男子精子数目不足、活力低下，甚至导致精子畸形，以及染色体异常，女子卵细胞成熟及受孕障碍，从而引起不孕、难孕、易流产、胎儿畸形和下一代智力低下等。此外，男女双方要在精神愉悦、环境适宜、身体健康的情况下孕育胎儿。在孕前就应注重养身保健，纠正不良生活嗜好及习性；要节制房事；任何一方患病时，均应于孕育胎儿前治愈疾病等。这样，才能孕育出禀赋元阴元阳充实的下一代。

胎儿期保健的主要内容是"胎养以保其真"。胎儿在母腹中的生长全赖于孕母气血的滋养，孕妇气顺血充，则胎儿安康；孕妇气血不畅或不足，则胎动不安甚至流产或畸形。孕妇在妊娠期应身心愉悦，合理饮食，调节冷暖，防止跌仆，劳逸结合，勿滥用药，这样才能使胎儿发育良好，生长健康，智力聪颖。

一、调摄精神

妇人怀孕，母子一体，气血相通。精神内守有益健康，喜怒哀乐适可而止。周文王之母太任妊娠期间"目不视恶色，耳不听淫声，口不起恶言，诵诗，道正事"（《大戴礼记·保傅》卢辩注）就是中国古代孕期精神调摄的范例。所以，孕妇在妊娠期间应当保持良好的精神状态，心态平和，避免喜、怒、忧、思、悲、恐、惊七情的过度伤害，还可用柔和的音乐来放松心情、陶冶情操，这对孕妇和胎儿都是有益的。

喜、怒、忧、思、悲、恐、惊七情乃人之常情。但孕妇情志不可过极，否则不仅损害自身的健康，而且因气血逆乱，会影响胎儿的正常发育。《素问·奇病论》指出"人生而有病癫疾者……病名为胎病。此得之在母腹中时，其母有所大惊，气上而不下，精气并居，故令子发为癫疾也。"故孕妇当精神内守，喜怒哀乐适可而止，避免强烈的精神刺激，怡养性情，陶冶情操，方能安养胎儿。《备急千金要方·妇人方·养胎》强调孕妇要"调心神，和情性，节嗜欲，庶事清净"，以及"寐必安静，无令畏恐""居必静处""端坐清虚"等，均是确保母子身心健康优生优育的具体内容。

孕妇的情绪对胎儿的影响，已经得到现代研究的证实。美国生物学家乌·凯伦曾发现，恐惧和不安会使血液中产生一种名为"卡泰霍洛明"的化合物，如果孕妇血液中出现这种化合物，会使胎儿不安，影响其生长发育。英国心理学家通过大量的调查发现，妇女在孕期若有严重的紧张、焦虑，则孩子成长后情绪常不稳定，易激惹。此外还发现，小儿多动症的形成，与其母在孕期情绪波动和心理困扰状态密切相关。一般来说，孕母的不良情绪，对整个孕期胎儿成长均会产生不良影响，如：妊娠早期是胎儿的敏感期，易出现腭裂和唇裂等；妊娠中期可导致流产；妊娠晚期会导致早产或难产。奥地利医生应孕妇不同情绪对胎儿的影响做过调查分析，他们将孕妇分成以下四类。

①理想性母亲：孕期情绪安稳，分娩顺利，婴儿健壮。

②灾难性母亲：对生育持消极态度，早产率高，婴儿体重轻，心理上不安定。

③矛盾性母亲：既爱孩子又不想要孩子，所生孩子大多在行为和胃肠方面有病。

④冷酷性母亲：因各种原因不愿有孩子，其子大多反应冷淡、精神不振。

因此，孕妇必须注意精神调摄，保持心情舒畅、情绪稳定，避免过度的精神刺激，使气血调和，对孩子的正常发育将产生深远的影响。

二、调和饮食

胎儿的生长发育，全赖母体的气血供养，孕妇的气血盈亏又直接与饮食营养及脾胃功能有关，故整个孕期都应重视饮食调养，保证胎儿正常生长发育所必需的各种营养素，如蛋白质、矿物质（铁、锌、钙等）和维生素（维生素 D、维生素 E 等）的足量供给，并避免过食生冷、辛辣、肥腻之品，以免酿生胎寒、胎热、胎肥等病证。北齐名医徐之才总结的魏晋以降孕期保健的经验——逐月养胎法，是依照妊娠不同月份的特点而采用的养胎方法，为历代所推崇。在妊娠第1、2个月，要"饮食精熟，酸美受御，宜食大麦，无食腥辛"；妊娠5个月，要"其食稻麦，其羹牛羊，和以茱萸，调以五味"，意即妊娠早期（12周以内）营养要全面，按孕妇的口味喜好调配饮食，不吃或少吃可能加重妊娠反应的刺激性食品；妊娠中期（13～27周）胎儿迅速生长，孕母必须进食富含各种营养成分的丰富食品；妊娠后期（28周以后）是胎儿生长的高峰期、大脑发育的关键期，孕母摄食更需营养丰富，但也应防止营养摄入过多而导致胎肥，影响分娩或增加儿童肥胖的发生率。

从怀孕的第1个月起，孕妇就应当注意饮食清淡，营养丰富，戒烟戒酒，嗜好有节，不要进食可能加重妊娠反应的食品。妊娠3个月后，胎儿生长迅速，孕妇要加强营养，增加主食和动物性食物的摄入；同时应注意饮食有节，避免导致胎儿体重增加过快，形成难产和巨大儿。妊娠7～9个月时，是胎儿生长的高峰期、大脑发育的关键期，更要摄取充足的、富有营养的食物，以保证胎儿成熟所需。

饮食调养也要讲究辨证施食，不同体质的孕妇，宜以不同属性的饮食来纠正其偏。素体阴虚火旺者，饮食宜于清淡；阳虚气弱者，饮食宜于温补；脾胃虚弱者，宜于调理脾胃，以助生化之源。饮食调养还包括嗜好有节。孕妇应禁食或慎食以下食物。

酒类：《备急千金要方·妇人方·养胎》说："妊娠……饮酒，令子心淫情乱，不畏羞耻。"已明确指出妊娠饮酒可造成小儿痴呆。现代研究表明：酒精能对胎儿肝脏、大脑、心脏等产生影响，轻则发育不良、神经发育障碍、致畸致残，重则流产，甚至胎死腹中。

饮料：可乐型饮料中含有咖啡因等生物碱。孕妇长期嗜饮此类饮料，其中的咖啡因可通过胎盘屏障，影响胎儿大脑的正常发育，发生先天性智力低下之类的疾病。

浓茶：茶叶中含有咖啡因，且有兴奋神经系统的作用，饮用过多，常常刺激胎儿，致胎动不安。临床资料显示，孕妇大量饮茶，引起贫血的可能性比不饮茶的孕妇大，这种影响还会祸及胎儿，使其发生先天性缺铁性贫血。

调味品：一些调料如肉桂、胡椒、花椒、大小茴香、肉豆蔻等性热之品，对孕妇具有耗伤阴分、生热动火、损伤胎儿等副作用。过多食用，消耗体内水分，致胃肠道腺体分泌减少，产生口干、舌燥、便秘等症状，不利于母体健康和胎儿发育。

酸性饮食：许多孕妇喜食酸味，但过多食用酸味食物，孕妇不仅感到疲乏无力，还有可能因体内的酸碱失调引发一些疾病，影响胎儿的正常发育。故应避免食用如山楂这样味酸而且具有活血行气散瘀作用的食品。药物研究结果显示，山楂有扩张血管、兴奋子宫平滑肌的作用，可诱发子宫收缩，引起流产或早产，尤其是有流产或早产史的孕妇。

咸味食品：孕妇不宜过多摄取盐分，以预防妊娠中毒症的发生。特别是有心脏病、肾病等合并症的孕妇，更应严格限制咸味食品的摄入，孕妇还不宜吃咸鱼，因为咸鱼体内含有大量二甲基亚硝酸盐，进入人体经代谢可转化成致癌性很强的二甲基硝胺。

三、调适寒温

女性在孕期要经历不同的季节，应注意调适寒温，顺应天时，减少气候骤变对人体的伤害。同时，怀孕后血聚以养胎，气血相对不足，故易被外邪所侵，引起各种时令疾病。《诸病源候论·妇人妊娠病诸候》列举了妊娠杂病 14 种，其中外感疾病约占半数，明确指出了妊娠期间注意调适起居寒温的重要性。更重要的是，书中强调妊娠期间不能感受外邪，患伤寒、时气、温病、热病，不仅伤害孕妇，还能够伤胎、损胎、堕胎，这是世界上关于妊娠期感受外邪会损伤胎儿的早期记载。所以，要为孕妇创造良好的生活环境，保证居室内空气流通，保持空气新鲜。妊娠后期切不可穿过紧的衣服、裤子、鞋、袜等，以免阻碍气血流通。在妊娠期间，尤其是妊娠早期，要避免受到各种感染，特别是病毒感染，否则容易造成流产，或导致先天性畸形等疾病。

四、避免外伤

　　妊娠期间，孕妇要防止各种有形和无形的外伤，以保护自己和胎儿。清·张曜孙曾对孕妇提出"十五毋戒示"（《产孕集·孕忌第四》），包括毋登高、毋作力、毋疾行、毋侧坐、毋屈腰、毋跂倚、毋高处取物、毋久立、毋久坐、毋久卧、毋犯寒热等，尤其要注意保护腹部，避免受到挤压和冲撞。同时，现代社会无形损伤的日益增多，如噪声、放射线等均能造成胎儿流产或发育畸形，值得引起重视。

　　妊娠期间要控制房事，节欲保胎。唐·孙思邈《备急千金要方·妇人方·养胎》说："妊娠二月……居必静处，男子勿劳。"即强调了妊娠早期控制房事、节欲保胎的重要性。若房事不节，扰动相火，耗劫真阴，可导致冲任损伤而致胎元不固，造成流产、早产，也易于因交合而酿成胎毒，使孕妇及胎儿宫内感染的概率增加。尤其是妊娠早期 3 个月和后期 1.5 个月，应当戒绝房事。

五、劳逸结合

　　妊娠期间，孕妇应动静相随，劳逸结合。适度的活动能使肢体舒展，气血流畅，有利于胎儿正常生长发育及顺利分娩。《小儿病源方论·小儿胎禀》说："怀孕妇人……饱则恣意坐卧，不劳力，不运动，所以腹中之子胎受软弱。"明·万全《万氏妇人科·胎前》说："妇人受胎之后，常宜行动往来，使血气通流，百脉和畅，自无难产。若好逸恶劳，好静恶动，贪卧养娇，则气停血滞，临产多难。"指出了妊娠期间过于安逸、缺少活动的危害性。同时，孕妇也不可过劳，不能从事繁重的体力劳动和剧烈的体育运动，以免损伤胎元，引起流产或早产。《产孕集·孕忌》说："凡妊娠，起居饮食，唯以和平为上，不可太逸，逸则气滞；不可太劳，劳则气衰。"《产科心法·孕妇忌食》说："行路不宜急，下步不宜重，勿攀高拾物，勿轻狂负重。"

孕妇应当动静相兼，劳逸结合，在妊娠的不同时期有所侧重。一般说来，妊娠1～3个月应适当静养，谨防劳伤，以稳固其胎；4～7个月可增加一些活动量，以促进气血运行，适应胎儿迅速生长的需要；妊娠后期只能做轻微的劳作；足月之后，又转入以静为主，安待分娩，每天只安排一定时间的散步；分娩前两周应停止工作。日本东北大学木村修一教授，为研究妊娠母体对婴幼儿体力与健康的影响，观察了100例好活动和不好活动的母鼠及其所生的幼鼠。结果发现，好活动的母鼠乳腺发育良好，所生幼鼠全部存活；几乎不活动的母鼠乳腺发育不良，所生幼鼠存活率仅50%～60%，其体重也比"好活动组"低10%～15%。说明妊娠时适当运动，对胎儿是有益的。

六、谨慎用药

我国历来主张孕妇患病必须用药，但应十分审慎，无病不可妄投药物，有病也要谨慎用药，中病即止，若用药不当会损伤胎儿。如《素问·六元正纪大论》说："黄帝问曰：妇人重身，毒之何如？岐伯曰：有故无殒，亦无殒也。帝曰：愿闻其故，何谓也？岐伯曰：大积大聚，其可犯也，衰其大半而止，过者死。"《神农本草经》有水蛭"无子"、地胆"堕胎"等记载。古人提出的妊娠禁忌中药主要分为以下3类：毒性药类，如乌头、附子、天南星、野葛、水银、轻粉、铅粉、砒石、硫黄、雄黄、斑蝥、蜈蚣等；破血药类，如水蛭、虻虫、干漆、麝香、瞿麦等；攻逐药类，如巴豆、牵牛子、大戟、芫花、皂荚、藜芦、冬葵子等。这些药物药性峻猛，可致孕妇中毒，并损伤胎儿，造成胚胎早期死亡、流产、早产，或致畸等。

此外，大量现代化学合成药物，尤其是抗生素如四环素、链霉素、卡那霉素，抗疟药如奎宁、氯喹乙胺嘧啶，激素如黄体酮、甲睾酮（甲基睾丸素）、己烯雌酚、可的松，激素拮抗剂如丙硫氧嘧啶、甲巯咪唑（他巴唑），抗肿瘤药如甲氨蝶呤、环磷酰胺、苯丁酸氮芥，抗凝血药物如肝素、双香豆素、阿司匹林、水杨酸，抗惊厥药如盐酸氯丙嗪、苯妥英钠、丙咪嗪等，都可损伤胎儿。20世纪60年代，欧洲曾发生的"反应停"事件，造成了数以万计的海豹肢体畸形胎儿出生，大大提高了人们对孕妇谨慎用药的警觉性。

中医学对孕妇生活起居、饮食、活动和情志等胎儿期保健宜忌的诸多论述，至今仍具有重要的现实指导意义。不论从调摄精神、调养饮食、调适寒温，还是避免外伤、劳逸结合或谨慎用药等各方面，分别阐述了胎儿期保健的重要性，并较早认识到孕期失于养护的危害，明确指出了小儿先天性疾病的部分成因。很多观点的科学价值已被现代临床和实验所证实。这些宝贵的经验，对发展中医儿童保健学，优孕优生，提高人口素质，有着积极的作用。

七、衣着居处

不育妇女怀孕之后，气血聚于冲任以养胎，气血不足，卫外不固，易被虚邪贼风所侵，引起各种时令疾病。

怀胎十月，要经历不同的季节，故孕母更需调摄寒温，顺应天时，减少气候骤变对人体的伤害。同时，要为孕妇创造良好的生活环境，注意居室内空气流通，保持空气新鲜，避免去空气污浊、环境肮脏的场所。

孕妇的衣着除顺应气候而加减外，要适应妊娠的特殊要求。面料选择柔软、透气、吸潮、保暖的棉织品为好；衣服大小要随着体形的变化而变化，以宽松舒适为宜。妊娠后期裤腰、鞋、袜紧束会加重下肢水肿，产生下肢静脉曲张和痔疮；紧束胸部，可能限制乳房增长，影响产后乳汁分泌，故切不可紧衣束身，妨碍气血流通。另外，不要穿着坡跟硬塑料拖鞋在湿的水泥地上走路，不穿容易滑倒的高跟鞋，不穿不合脚的拖鞋上下楼梯。

八、防感外邪

妇女怀孕后，血聚以养胎，较易感受外邪，引起各种疾病，因此要在调摄寒温的同时注意防感外邪。隋代《诸病源候论·妇人妊娠病诸候》中列举妊娠杂病14种，其中外感疾病就占一半，有妊娠时气"重者伤胎也"、妊娠温病"热搏于胎，皆损胎也"、妊娠热病"多致堕胎也"等记载，明确指出妊娠期间感受外邪会损伤胎儿，或造成流产、早产等。

现代研究表明，各种感染性疾病，尤其是病毒感染，包括风疹病毒、流感病毒、巨细胞病毒、水痘－带状疱疹病毒、单纯疱疹病毒、肝炎病毒等，都可能导致先天性畸形、流产或早产，对胎儿的发育极为不利。其机理为：一是感染会引起胎盘炎，从而影响母体与胎儿之间的物质交换，干扰了胎儿的生长发育；二是病毒通过胎盘使胎儿受到感染，严重者使胎盘和胎儿产生广泛性血管炎，引起循环障碍、供氧不足，使组织细胞坏死、染色体变异，从而直接损害胎儿，导致畸形和流产。如孕妇感染风疹病毒会导致小儿先天性心脏缺损、失明、耳聋、小头畸形及智力发育障碍等。尤其妊娠早期，是胚胎形成、器官分化的阶段，最易受到损害，故更要注意保护孕妇，避免各种感染。

此外孕妇应该远离宠物。如猫是一种原生动物弓形虫的终末宿主，这种寄生虫可通过胎盘侵染胎儿，胎儿受弓形虫的先天感染，可导致流产、死产等。

九、胎教

胎教是利用外界环境直接或间接影响胎儿的生长发育，达到有益胎儿发育的目的。关于"胎教"的记载，最早见于夏商周时代。《列女传、母仪传》说："太妊者……乃见有娠，目不视恶色，耳不听淫声，口不出敖言。"古代周文王之母太任怀孕时恪守胎教，坐立寝食俱有规矩，观礼听乐，精神内守而心情愉快，生下文王自幼聪明贤能，成为一代明君，活到九十七岁，这就是关于文王胎教的记载。

第二节　新生儿期保健

自出生后脐带结扎时起至生后满 28 日，称为新生儿期。

新生儿刚刚脱离母体而开始独立生存，需要在短时期内适应新的内外环境变化，但由于生理调节和适应能力不成熟，故发病率高，常有产伤、感染、窒息、出血、溶血及先天性畸形等。肺系开始呼吸，脾胃开始受盛化物、输布精微和排泄糟粕，心主神明、肝主疏泄、肾主生长的功能开始发挥。但是，此期小儿体质尤其稚嫩，五脏六腑皆成而未全、全而未壮，极易受到损伤。故应当高度重视新生儿保健，才能降低其发病率和病死率。

小儿初生，乍离母腹，脏腑娇嫩、形气未充这一生理特点表现最为突出，如嫩草之芽，娇嫩无比，气血未充，脏腑柔弱，胃气始生，所处环境发生根本性变化，其适应及调节能力常不足，抵抗力弱，全赖悉心调护。正如《医学正传·小儿科》说："夫小儿之初生，血气未足，阴阳未和，脏腑未实，骨骼未全。"若稍有疏忽，则易致患病，甚至夭折。新生儿期患病率和病死率均为一生的最高峰，因此，新生儿期保健尤为重要。

一、辨清生理状态

新生儿出生后，啼哭和安睡是其两项主要的生理活动。《幼科指归·小儿下地慎重看养之法》指出："小儿下地……速令包裹。令其安睡，睡后哭，哭后睡，听其自然，切不可动之。哭则清气生，睡则浊气降，胸腹之间、上下左右气血贯通矣。"

　　同时，几种特殊的生理状态不要误认为病态。如新生儿上腭中线和齿龈部位散在、黄白色、碎米大小的隆起颗粒，称为"马牙"，又名"板口黄""珠子黄"，因其状如脆骨、形似马的牙齿而得名，是上皮细胞堆积或黏液腺分泌物积留所致，为新生儿特殊的生理现象之一，生后数周至数月可自行消失，不影响小儿健康，不应当挑刮。新生儿口腔两侧颊部稍硬、呈隆起状的脂肪垫，称为"螳螂子"，又名"螳螂嘴"，有助于吮乳，可自行消退，不可挑割。女婴生后 3～5 日，乳房部位出现蚕豆到鸽蛋大小的隆起，可在 2～3 周消退；女婴生后 5～7 日，阴道可有少量出血，持续 1～3 日自行停止，为假月经，均不需特殊处理。上述均属新生儿期的特殊生理状态，应加以辨认。

　　此外，新生儿生理性黄疸也是新生儿的特殊生理状态。大部分新生儿在生后第 2～3 日出现黄疸，第 4～6 日达高峰。足月儿在生后 2 周黄疸消退，早产儿可延迟至 3～4 周消退。在此期间，小儿一般情况良好，不伴有其他临床症状，黄疸较轻，足月儿血清总胆红素低于 220.5μmol/L（12.9mg/dL），早产儿低于 256.5μmol/L（15mg/dL）。

　　近年来，母乳性黄疸已成为新生儿黄疸的重要原因之一，这与母乳喂养率提高和对母乳性黄疸认识的提高有关。其发生率由过去的 0.5%～2% 上升到近来的 30%。母乳性黄疸可分为早发型和晚发型。早发型又称母乳喂养性黄疸，真正的母乳性黄疸是指晚发型。早发型患儿提倡早期开奶和增加哺乳次数，可促进肠道动力，减少对胆红素的吸收。晚发型黄疸的原因尚未确定，可能是由于母乳中有未识别的因子，增加了肠道未结合胆红素的吸收。晚发型轻症者可进一步观察，不做特殊处理，而对迟发型中至重度者可暂停母乳喂养 2～3 日，大多数黄疸可明显减轻，继续母乳喂养不会导致黄疸再次复发。黄疸消退延迟者，则非生理状态，应当及时诊断治疗。

二、新生儿期保健

（一）拭口、洁眼、护肤

新生儿在娩出后、开始呼吸前，应立即将口腔内黏液清除，以保证气道畅通，避免啼哭时黏液呛入气道。正如《备急千金要方·少小婴孺方上》说："若不急拭，啼声一发，即入腹成百病矣。"同时，要拭去眼、耳中的污物，并立即进行体表皮肤黏膜，尤其是皮肤皱褶处及前后二阴的清洁护理。新生儿皮肤表面附有一层厚薄不均的胎脂，对皮肤有一定的保护作用，不必马上拭去。

（二）清洁断脐护脐

胎儿在孕母腹中，脐带是母体与胎儿气血经络相通的纽带，是孕母供给胎儿营养并进行物质交换的主要通道。婴儿降生，啼声一发，口鼻气通，百脉流畅。新生儿出生后即需结扎脐带，断脐后，新生儿方开始独立生存，因此可将断脐作为先天与后天的分界线。断脐护脐不可不慎，新生儿娩出 1～2 分钟，即需在无菌条件下剪断并结扎脐带，脐带残端要用干法无菌处理，继以无菌敷料覆盖。若在特殊情况下未能保证无菌处理，则应在 24 小时内重新消毒、处理脐带残端，以防因不洁而致感染及脐风。

断脐后还需护脐。脐部要保持清洁、干燥，并注意保暖，以防风冷外袭。若护理不当，亦可致感染及脐风。脐带残端经 4～10 日可自然脱落，脱落前沐浴时勿浸湿脐部，注意避免污水、尿液及其他污物污染脐部，以预防脐风、脐湿、脐疮等疾病的发生。正如明代《幼科发挥·脐风》提出："儿之初生，断脐护脐不可不慎……护脐之法，脐既断矣，用软布缠裹，待干自落，勿使犯去也。三朝浴儿，当护其脐，勿使水渍入也。脐落之后，当换抱裙，勿使尿湿浸及脐中也。如此调护，则无脐风之病。"

（三）祛除胎毒

自古以来，我国就有为新生儿祛除胎毒的传统方法，即给新生儿服用少量具有清热解毒作用的中药，以清除胎毒，减少遗患，对改善小儿热性体质、减少疾病的发生具有积极作用。胎毒，指胎中禀受之毒，主要指热毒。胎毒重者，出生时常表现为面目红赤、多啼声响、大便秘结等，易于发生丹毒、痈疖、湿疹、胎黄、胎热、口疮等病证，或造成易患热性疾病的体质。如清·陈复正在《幼幼集成·调燮》中指出："小儿初生……若身面俱红，唇舌紫，亦知其必有胎毒，每日用盐茶，但不可太咸，以帛蘸洗其口，去黏涎，日须五六次。每日洗拭，则毒随涎去。倘儿面唇淡红，此为胎寒，不可用茶，唯以淡姜汤洗拭，每日一二次足矣。"

祛胎毒常用的方法包括以下几项。①黄连法：取黄连 2g，用水浸泡令汁出，滴汁入儿口中。黄连性寒，辨证属胎禀热毒者可用之，胎禀气弱或有蚕豆病者勿用。②淡豆豉法：取淡豆豉 10g，浓煎取汁，频频饮服。适用于胎毒兼脾虚者。③甘草法：取甘草 2g，金银花 6g，煎汤，拭口，并以少量喂服。对胎毒轻者尤宜。④大黄法：大黄 2～3g，沸水适量浸泡或略煮，取汁滴儿口中，胎粪通下后停服。脾虚气弱者勿用。⑤银花甘草法：金银花 6g，甘草 2g，煎汤。用此药液拭口，并以少量喂服初生儿。

（四）洗浴衣着

新生儿娩出后，将体表污物、血渍揩拭干净后即可洗浴。生后第 3 日再次洗浴，称为"三朝浴儿"，俗称"洗三"。洗浴时水温以 36～37℃为宜，并可在水中加入少量猪胆汁以祛除污秽，滋润肌肤。洗浴时将小儿托于左手前臂，右手持软毛巾，蘸水后轻轻擦拭小儿体表，动作应轻柔，并注意防寒保暖。臀部、会阴部及肛门周围宜经常清洗，保持皮肤清洁干燥，防止红臀。新生儿体温调节功能不全，容易散热，常出现体温下降，故必须特别注意保暖。寒冷季节更需做好保暖，可采用暖气、热水袋、辐射式保暖床、暖箱等保暖方法。夏季则要防暑降温，环境温度不能过高，婴儿衣被不能过厚或包裹过严，以免引起中暑。有条件者将室内保持在温度 22 ~ 24℃、湿度 55% ~ 65% 对新生儿最为适宜。勿将小儿没入水中，以免浸湿脐部。洗毕后将全身拭干，可在皮肤表面涂以少量新生儿润肤霜，并在皮肤皱褶潮湿处扑以少许爽身粉。

新生儿体温调节功能不全，常出现低体温，故应注意保暖，尤其对胎怯儿及寒冷季节，须防冒受风寒。夏季则需防暑，衣被不能过厚或包裹过严，环境温度不宜过高，以免发生中暑。临产前应将婴儿的衣服晾晒，衣着应尽量选择柔软、浅色、吸水性强的纯棉织物。衣服样式宜简单，容易穿脱，宽松而少接缝，不用纽扣、松紧带等，以免损伤婴儿娇嫩的皮肤。临产前应将给婴儿准备的衣服取出吹晒。存放衣服的衣柜不要放置樟脑丸，以免引发新生儿溶血。天冷时将婴儿包入褓裸，包扎松紧要适宜，要让婴儿活动自如，保持双下肢屈曲姿势，以利于髋关节发育。夏季可给新生儿围一只布兜肚，既凉爽，又护腹。婴儿最好穿连衣裤或背带裤，以利于胸廓发育。尿布、纸尿裤也要柔软而且吸水性强，外面不可加用塑料或橡皮包裹，勤换勤洗，有条件者可用一次性尿布，保持会阴部干燥清洁。《太平圣惠方·卷第八十二·小儿初生将护法》说："凡绵衣不得太厚及用新绵，令儿壮热。"《诸病源候论·小儿杂病诸候》说："小儿始生，肌肤未成，不可暖衣，暖衣则令筋骨缓弱。"都是值得注意的。

（五）生后开乳

母乳喂养是最适合婴儿生长发育需要的喂哺方法。生后 6 个月之内的婴儿，尤其是新生儿，均应以乳类为主要食品来源。《万氏家藏育婴秘诀·鞠养以慎其疾四》说："小儿在腹中，赖血以养之。及其生也，赖乳以养之。"新生儿强调要尽早开乳。新生儿娩出后，应将其置于母亲身边，给予爱抚，并尽早使其吸吮母亲乳头，促进母亲泌乳。产后 2 ~ 3 日乳汁分泌不多时，应鼓励母亲坚持喂哺，以促使母乳分泌，有利于哺乳成功。

尽早开乳可减轻新生儿生理性黄疸，减少生理性体重下降及低血糖的发生，并有利于母体的恢复。

（六）母婴同室

母婴同室是中医历来所倡导的。母亲与其婴儿24小时全天候生活在同一居室，随时可将婴儿抚抱怀中，亲昵、哺乳、轻拍，使其安睡，观察婴儿的异常表现。陈自明《妇人大全良方·卷二十四·产乳集将护婴儿方论》说："夜间不得令儿枕臂，须作一二豆袋令儿枕，兼左右附之。可近乳母之侧。"古代医籍中关于母婴同室的记载，与今天所倡导的母婴同室观点是一致的，其科学性已被世界重新认识，并得到肯定和广泛应用。

（七）日常养护

新生儿居室应定时开窗通风，保持室内空气清新。新生儿专用的食具和用具，使用前后要清洁消毒。母亲在哺乳和护理前应先洗手。尽量减少亲友探视和亲吻，避免交叉感染。注意防止因包被蒙头过严、哺乳姿势不当等造成新生儿窒息。

近十余年来，随着医学的发展，初生婴儿，特别是生后一周内的新生儿发病率和病死率已明显下降，但仍显著高于其他时期的小儿。脏腑柔弱、成而未全、全而未壮的小儿生理特点和发病容易、易虚易实、易寒易热的小儿病理特点在新生儿期表现得尤为突出。因此，应高度重视新生儿期保健。

第三节　婴儿期保健

出生28日后至1周岁为婴儿期，亦称乳儿期。

本期婴儿已初步适应了外界环境。这个时期的特点是生长发育特别迅速。1周岁与初生时相比，小儿体重增至3倍，身长增至1.5倍，头围增大1/3左右，脏腑功能也在不断发育完善。这一时期处于乳类喂养并逐渐添加辅食的阶段，机体发育快，营养需求高。但是，婴儿脾胃运化力弱，肺卫娇嫩未固，受之于母体的免疫能力逐渐消失，自身免疫力尚未健全，容易发生肺系疾病、脾系疾病及各种传染病，故应加强对疾病的预防，提倡母乳喂养，及时添加辅食，按时预防接种，做好科学育儿。婴儿期的保健包括生活起居、饮食调养、身体锻炼、精神养护、克服不良习惯、注意生活调理等。

一、喂养方法

婴儿喂养方法分为母乳喂养、人工喂养和混合喂养三种。

（一）母乳喂养

以母乳为主要食物，喂哺出生后6个月内婴儿的喂养方式，称为母乳喂养。母乳喂养是人类在进化过程中形成的自然喂养方式，也是最理想的喂养方式，应大力提倡。

1. 开奶时间

我国自古就有倡导母乳喂养的传统，古代医家就此论述颇多。初生小儿，哺以母乳为最佳，如清·曾懿《女学篇·自乳之得宜》中指出："欲子女强，仍宜乳，盖天之生人，食料也随之而生，故婴儿哺育，总以母自乳为佳，每见儿女自乳者，身体较为强壮。"明·龚廷贤《寿世保元·小儿五宜》说："儿生四五个月止与乳吃，六个月以后方与稀粥哺之。"指出四五个月以内应当以母乳喂养为主，这一观点与现代婴儿喂养的原则完全吻合。

古代医家认为母乳喂养具有诸多好处。明·万全《幼科发挥·调理脾胃》说："盖乳者，血所化也。血者，水谷之精气所生也。"强调了母乳的益处及母乳喂养的重要性。元·曾世荣《活幼口议·饭多伤气》说："已诞之后，继时吻之以乳。乳者，化其气血，敷养肌肤，百脉流和，三焦颐顺，身肢渐舒，骨力渐壮。三周所庇，一生为幸……凡人生子，究乳为上。"这些论述与现代提出的母乳喂养优点完全一致。母乳中含有最适合婴儿生长发育的各种营养物质，对促进婴儿的体格、智力发育是非常重要和不可或缺的，也是其他食品所不可替代的。母乳中含有多种免疫因子，如各种免疫球蛋白等，具有增强免疫功能、提高抗感染能力、减少疾病发生的作用。母乳的温度适宜，方便又经济；母乳喂养可增进母婴的情感交流，有利于促进婴儿心理与社会适应性的发育；母乳喂养可促进乳母催乳激素的产生和子宫的收缩及复原，抑制排卵，减少乳腺癌、卵巢癌的发病率。

2. 母乳喂养的优点

（1）小儿生长发育的各种营养素，其质和量会随着婴儿的生长发育不断变化以适应婴儿需要，最适合婴儿。

（2）母乳中含有丰富的多肽类活性物质及激素类营养成分，是代乳品中所没有的，有利于胃肠的消化和吸收，具有极高的生物利用率。母乳中与发育相关的锌和牛磺酸的含量也较高。其中上皮生长因子（EGF）、胰岛素样生长因子（IGF-1）、神经生长因子（NGF）等对促进婴儿的体格、智力发育都是非常重要和不可缺少的，也是任何其他营养素所不能替代的。母乳中含有多种激素，如生长激素释放激素、促性腺激素释放激素、前列腺素等，也对婴儿早期快速生长起关键性作用。母乳中还含有多种免疫活性物质，具有增强婴儿免疫力、减少疾病的作用。母乳喂养的婴儿，1岁以内呼吸道、消化道及全身感染发病率远远低于人工喂养儿。而且母乳喂养不会引起过敏。

（3）喂哺简便。人乳温度及泌乳速度适宜，新鲜、无细菌污染，省时、方便、经济，对于无现代化家用设备、无消毒水源的家庭和地区尤为重要。

（4）母乳喂养可增进母子的情感交流，有利于母亲和婴儿建立良好的亲子关系，这对婴儿早期智力开发和今后身心健康发展有重要意义。母亲哺乳时还可密切观察婴儿变化，及早发现某些疾病。

（5）母亲产后哺乳，可通过婴儿吸吮乳头刺激母体内分泌，产生泌乳素和催产素，促进母乳分泌和生殖系统的复原，减少产后失血；可抑制排卵，有利于计划生育；还可减少乳腺癌、卵巢癌的发生。

3. 哺乳方法

母婴同室、按需喂哺，是我国历史上一贯采用的初生护养基本方法，但在过去几十年中，城镇医院产科却普遍采用母婴分室、定时定量喂哺的方法，直至近年，世界卫生组织（WHO）倡导"母婴同室""按需喂哺"，这一传统护养方法的科学价值才重新得到确认，母婴分室、定时定量喂哺的做法逐步得到纠正。

婴儿喂哺应当以适应不同个体的实际需要为准则，而不应严格规定授乳次数和间隔时间，以婴儿吃饱为度。正如《备急千金要方·少小婴孺方·初生出腹》所说："凡乳母乳儿……如是十返五返，视儿饥饱节度，知一日中几乳而足，以为常。"90%以上健康婴儿生后1个月即可建立自己的进食规律，一般开始时1～2小时哺乳1次，以后2～3小时喂1次，逐渐延长到3～4小时1次。夜间逐渐停喂1次，以帮助养成婴儿良好的作息习惯，4个月后可停止夜间哺乳。每次哺乳时间15～20分钟。根据婴儿脾胃功能及生长速度的个体差异，可以适当延长或缩短每次哺乳时间、增减哺乳数量。

婴儿8～12个月时，完全进食乳品、代乳品及辅食而停止母乳喂哺的方法，称为断乳。随着婴儿月龄的增长，母乳已不能满足其生长发育的需要，同时婴儿的消化功能也日趋完善，乳牙开始萌出，咀嚼功能增强，加之生后4～6个月开始逐渐添加辅食，已能适应非流质饮食，故婴儿8～12个月时可以完全断乳。

从添加辅食到完全断乳的一段时期称为转奶期，在此期间应逐渐减少哺乳次数，增加辅食量，并试用奶瓶或杯匙喂食。同时注意不要骤然断奶，避免婴儿因消化功能不适应而产生厌食、吐、泻等病证。断奶时间视母婴情况而定，如婴儿患病或遇酷暑、严冬，可延至婴儿病愈、秋凉或春暖季节。

4. 注意事项

每次哺乳前应做好清洁准备，湿热敷乳腺和乳头 3～5 分钟，同时按摩乳房以刺激射乳反射。喂哺姿势宜取坐位，身体放松，怀抱婴儿，将其头、肩部枕于母亲哺乳侧肘弯部，侧身稍向上，尽量让婴儿吸空一侧乳房后再吸另一侧。哺乳完毕后用食指轻压婴儿下颏，将乳头轻轻拔出，然后将婴儿竖直，头靠母肩，轻拍其背，以帮助其胃内空气排出，可减少溢乳。哺乳后一般应将婴儿保持于右侧卧位，以利胃排空，防止反流或吸入造成窒息。哺乳期间，母亲应注意营养摄入，睡眠充足，心情愉快，生活有规律，不随便服药。

若母亲患有严重慢性疾病，如严重心脏病、活动性肺结核、乙肝或乙肝病毒携带、巨细胞包涵体病毒感染、人类免疫缺陷病毒感染、糖尿病、恶性肿瘤、精神病及长期应用抗癌药、抗癫痫药、抗精神病药、激素、抗生素等时，不宜哺乳。乳头皲裂、感染时可暂停哺乳，但要吸出乳汁，以免病后无乳。

5. 促进母乳喂养的措施

为促进母乳喂养，提高婴儿母乳喂养率，世界卫生组织（WHO）与联合国儿童基金会于 2002 年 5 月在日内瓦召开的第 5 届世界卫生大会提出《婴幼儿喂养全球战略》，推荐出生后 4～6 个月纯母乳喂养。在我国，明代龚廷贤《寿世保元·小儿五宜》就已经提出"儿生四五个月止与乳吃，六个月以后方与稀粥哺之。"《中国儿童发展纲要（2001—2010 年）》也提出了"婴儿母乳喂养率以省（自治区、直辖市）为单位达到 85%"的目标。有调查显示：我国持续进行母乳喂养的百分比与所提出的 85% 目标还有很大的差距，同时与国际社会倡导的母乳喂养率相差很多，但可满足婴儿的需要。

（二）混合喂养

因母乳不足而添加牛羊乳或其他代乳品的喂养方法，称为混合喂养，又称部分母乳喂养，包括补授法和代授法。

母乳不足，婴儿体重增长不满意时，除母乳喂养外，可用配方奶或牛羊乳加以补充的方法，为补授法，适宜于4个月内的婴儿。补授时，每日母乳喂养的次数照常，每次先哺母乳，再补充一定量的代乳品，直到婴儿吃饱。这种喂养方法可因经常吸吮刺激而维持母乳的分泌，因而较代授法为优。而一日内有一至数次完全用乳品或代乳品代替母乳的方法，为代授法，不利于泌乳的建立，只有在无法由母乳喂养的情况下，方可采用代授法。使用代授法时，仍应坚持母乳喂哺，每日应不少于3次，并维持夜间喂乳，以尽量延长母亲泌乳的时间。

（三）人工喂养

完全以乳制品、牛羊乳品或代乳品等为食物，喂养出生后6个月内婴儿的喂养方式，称为人工喂养。

乳制品均是以牛乳为基础而加以改造制成的。目前市售的常见乳制品为婴儿配方奶粉。婴儿配方奶粉是参照母乳的组成成分，对牛奶的营养组成及比例进行了调整和改进，使所含营养素的成分接近于母乳，含量更适合婴儿生长发育的需要。喂哺婴儿时可直接加温水调配，不需煮沸，饮用方便。因此，目前已将婴儿配方奶粉作为人工喂养中乳制品的优先选择来源。但值得注意的是，婴儿配方奶粉仍不具备母乳的其他优点，尤其是母乳中含有免疫球蛋白、激素、活性酶等的问题，还未得到解决。婴儿配方奶粉应按年龄选用，用量为 20g/（kg·d）调配时奶粉与水的比例为 1:7，即用盛 4.4g 奶粉的小匙取一匙奶粉加 30g 温开水配成。

全脂奶粉是用鲜牛奶经高温灭菌、真空浓缩、喷雾干燥等一系列工艺加工而成的乳制品，按重量 1：8（30g 奶粉加 240g 水）或按体积 1：4（1匙奶粉加 4 匙水）加开水调制而成的，其成分与鲜牛奶相似。加热后的奶粉蛋白质会发生变性，更利于婴儿的消化和吸收，也可减少致敏的可能。同时，全脂奶粉更便于运输、携带及贮存。其缺点是挥发性脂肪、维生素等成分较鲜牛奶有所缺失。

最常用的乳品为牛乳。牛乳中乳糖含量低于母乳，故每 100mL 牛乳中可加蔗糖 5～8g；所含蛋白质高于母乳，但以酪蛋白为主，易在胃内形成较大凝块，难以消化，故牛乳需加热煮沸后方可饮用，一可灭菌，二可使蛋白质变性，更利于消化；牛乳所含矿物质比母乳多 3～3.5 倍，可增加婴儿消化道、肾的负荷，需适当加水以降低浓度；同时，牛乳中缺乏母乳中含有的免疫因子，故牛乳喂养的婴儿患感染性疾病的机会增加。羊乳的营养价值与牛乳大致相同，凝块较牛乳细而软，脂肪颗粒大小与母乳相仿，但铁、叶酸及维生素等含量较少，长期喂哺而不添加辅食，易致婴儿贫血。

大豆类代乳品营养价值较好。制备时应补足所缺成分，可用作 3～4个月及以上婴儿的代乳品。3 个月以下小婴儿消化能力差，最好不用大豆类代乳品。

同母乳喂养一样，人工喂养亦需要正确的喂哺技巧。特别要注意选用合适的奶瓶、奶嘴、出奶孔和喂哺时奶瓶的水平角度等，并保证奶液的合理温度。

（四）添加辅食

无论母乳喂养、人工喂养或混合喂养的婴儿，都应按时添加辅助食品，以满足婴儿生长发育的需要，并使婴儿的脾胃功能逐渐增强，以逐步适应普通食品的摄入。添加辅食的原则为由少到多、由稀到稠、由细到粗、由一种到多种，并在婴儿健康、脾胃功能正常时逐步添加。

二、婴儿护养

(一) 阳光和空气

阳光对人是不可缺少的，在婴儿尤为重要。要根据婴儿的年龄和不同季节的特点，安排各种不同的户外活动。新生儿满月后即可抱到户外呼吸新鲜空气，时间为每日 1～2 次，每次 15 分钟；2～6 个月的婴儿可由 15 分钟逐渐增加至 2 小时，6 个月至 1 岁者可延长至 3 小时，随着月龄的增加而增加。户外活动不仅可使婴儿有更多的机会接触、认识大自然，而且机体不断受到阳光、空气和风的刺激，可增强体温调节功能及对外界环境突然变化的适应能力，增强体质，提高抗病能力，促进生长发育及预防佝偻病的发生。《诸病源候论·小儿杂病诸候·养小儿候》中提出了"时见风日"的科学养护观："宜时见风日，若都不见风日，则令肌肤脆软，便易损伤……天和暖无风之时，令母抱日中嬉戏，数见风日，则血凝气刚，肌肉硬密，堪耐风寒，不致疾病。若常藏于帏帐之内，重衣温暖，譬如阴地之草木，不见风日，软脆不任风寒。"指出了阳光、空气、风及户外活动对小儿健康的重要性。

(二) 衣着、卫生及睡眠

小儿衣着过暖，易生内热，使小儿筋骨软弱，对外界气候变化的适应能力下降，尤其是对寒冷的耐受能力降低，因而易导致外感疾病发生。因此，应经常训练和锻炼小儿少穿一些，使其肌肤能更好地适应外界气温的变化，增强对寒冷的耐受能力。《诸病源候论·小儿杂病诸候·养小儿候》提出的另一种重要的科学养护观就是"不可暖衣"："小儿始生，肌肤未成，不可暖衣，暖衣则令筋骨缓弱。"《备急千金要方·少小婴孺方》说："不可令衣厚……儿衣绵帛特忌厚热，慎之。"这些古人总结出的有效育儿经验，受到历代医家的重视与推崇。经临床实践证明，这是一种增强小儿体质的有效办法，值得大力提倡。

南宋医家陈文中在总结前人经验，结合自己临床实践的基础上，充分考虑小儿的生理、病理特点，提出了一系列较为科学的育儿方法，并将其归结为"养子真诀""养子十法"等，其中大部分是为护阳固阳而设，如"背暖""肚暖""足暖""脾胃要温"，他的学术观点也颇为后世医家所推崇。"养子十法"体现了儿科预防医学思想，对后世儿科护理与保健学术思想的发展起到了积极的作用。

婴儿衣着要宽松，不可紧束而妨碍气血流通，影响骨骼发育，尽量选用纯棉制品。要保持婴儿的清洁卫生，勤洗浴，勤换衣裤，便后清洁臀部等。婴儿所需睡眠时间较长，要使之得到保证；同时要掌握婴儿睡眠时间逐渐缩短的生理特点，在哺乳、玩耍等日常安排上，注意培养并逐步使其形成"夜间以睡眠为主、白天以活动为主"的良好作息习惯。

（三）精神调摄

婴儿期是感觉、知觉发育的重要时期，视觉、听觉及其分辨能力迅速提高，要结合生活的实践，教育、训练他们由近及远认识生活环境，促进感觉、知觉发展，培养他们的观察力，避免暴受惊恐而扰乱心气致病。

三、预防接种

婴儿时期脏腑娇嫩，卫外不固，从母体获得的免疫力在 6 个月以后就逐渐消失，而后天免疫尚未建立，故此期易于发生肺系疾病、脾系疾病和传染病，尤其对各种传染病具有较高的易感性，因此，必须切实按照全国计划免疫工作条例规定的计划免疫程序，为 1 岁以内的婴儿完成预防接种的基础免疫。并定期进行体格检查，监测生长发育，早期发现生长发育异常、营养性缺铁性贫血、维生素 D 缺乏性佝偻病等疾病，并给予及时的干预和治疗。要合理膳食，使婴儿的脾胃功能逐步增强，注意饮食卫生，降低脾系疾病的发病率。

婴儿期是小儿生长发育的第一个飞跃期，此时婴儿的生长发育极为迅速，身长、体重日益增加，语言、动作发育，心理活动逐渐丰富，对营养物质的需求量逐渐增多，脾胃却常显不足，同时，来自母体的抗体逐渐减少，自身免疫功能尚未完善，故必须做好此期的喂养、护养和预防接种等各项保健工作，这对于婴儿的健康成长关系重大。

第四节　幼儿期保健

1周岁后至3周岁为幼儿期。这一时期小儿体格增长速度较婴儿期减慢，但功能方面的发育速度加快，如学会了走路，接触周围事物的机会增多，智力发育迅速，语言、思维和感知、运动的能力增强。同时，此期内幼儿20颗乳牙逐渐出齐，咀嚼能力增强，并处于断乳后食物品种转换的过渡阶段，若喂养不当、饮食失调则容易发生各种脾系病证；活动增加，接触面扩大，传染病发病率增高；幼儿好奇心强，识别危险、自我保护能力差，易发生意外事故。要有针对性地做好幼儿期保健工作。

一、饮食调养

1岁以后进入幼儿期，此时饮食的内容和形式均发生了很大变化，但其咀嚼和胃肠消化能力尚未健全，喂养不当容易发生消化紊乱。《小儿病源方论·养子调摄》说："养子若要无病，在乎摄养调和。吃热、吃软、吃少，则不病；吃冷、吃硬、吃多，则生病。"食贵有节，是断乳后幼儿饮食保健的基本原则。正如《万氏家藏育婴秘诀·鞠养以慎其疾四》谓："小儿宜吃七分饱，谓之节也。"所谓有节，首先是指数量上的节制，不可过饥或过饱。《素问·痹论》早就指出："饮食自倍，肠胃乃伤。"再者是指饮食质量上的调配，要求荤素搭配，既富营养，又易消化。在调养过程中应注意以下问题。

1. 合理膳食

（1）膳食安排应满足小儿每日所需的热能及各种营养素。蛋白质、脂肪、糖类（碳水化合物）的重量比值接近 1 : 1.2 : 4，能量分配以总的供热中蛋白质占 10% ～ 15%、脂肪占 25% ～ 30%、碳水化合物占 50% ～ 60% 为宜。

（2）食物品种应多样化。肉禽、鱼、蛋类，尤其是蔬菜及水果应充分摄入，其中乳类每日应在 400 ～ 500mL。尽量吃新鲜的食物，少选腌腊食物。硬果类食物如花生、瓜子、炒黄豆、核桃等因不易咬碎嚼烂，且易呛入气管引起窒息，不适合幼儿食用。

2. 精心烹调

食品应适合小儿消化功能，宜细、软、碎、烂，避免刺激性和过于油腻的食品。保证食物新鲜无污染，注意色香味形，以吸引幼儿兴趣，增进食欲。尽量少给半成品熟食（香肠、火腿、红肠等），也不宜吃油炸食物，一般清蒸最好，保持原汁原味，红烧、煲炖也可，口味以清淡为宜。此时期大部分小儿已逐渐过渡到一日三餐，但两餐之间可加辅餐，如饼干、果汁、水果、牛乳或豆浆等。

3. 讲究饮食卫生

幼儿尽量少食生冷食物，不食隔夜饭菜和不清洁的食物。所有餐具均应保持清洁、无污染，幼儿及喂食者饭前、便后要洗手，同时注意口腔卫生。

4. 培养良好的进食习惯

（1）定时定量，少吃零食：按照我国的传统习惯，早、中、晚三餐为正餐。小儿可根据年龄的大小，适当增加进餐的次数。一般 1 ～ 2 岁小儿每日可进餐 5 次，即除正餐外，在上午、下午或睡前 1 小时加餐一次。3～5 岁每日进餐 4 次为宜，一般在下午加餐 1 次。6 岁以后可按三餐进食，但小学阶段，课间可加食点心 1 次。吃好正餐，是每个家长必须正视的问题。只有将正餐调配合理，做到多样化，才能使小儿得到全面的营养。一日三餐的营养分配，要求做到早餐吃好、中餐吃饱、晚餐吃少。含蛋白质和脂肪的食物安排在早餐和中餐，晚餐以蔬菜和五谷为主的饭菜即可。少吃零食，零食所含营养成分不全，不能满足小儿生长发育之全面需要。多吃零食会影响正餐，损伤脾胃，导致营养失衡。

（2）避免偏食，纠正厌食：偏食是指小儿嗜食某类食品，而拒绝吃其他食品。偏食最易导致小儿营养失衡，不是太过，就是不及。《景岳全书·小儿则·护养法》指出："小儿饮食有任意偏好者，无不致病。"偏食多由不良的饮食习惯引起，纠正偏食需要父母长期耐心诱导，同时合理调配饮食。小儿模仿力很强，饮食行为受父母饮食习惯影响极大，因此家长首先应言传身教，不偏食、不挑食。若喂养不当、气候过热、活动过度、情绪因素、维生素 A 中毒，或服用对肠胃有刺激的化学药品（如红霉素、磺胺类药、甲硝唑），或是 B 族维生素和微量元素锌缺乏等，可能引起小儿厌食，须对因治疗。

（3）食宜专心，进食宜乐：《论语·乡党》曰："食不语，寝不言。"要专心进食，细嚼慢咽。要营造宽松、愉快的进食环境，有条件者，可在进食时播放轻快的乐曲。明代龚廷贤认为，脾好音声，闻声即动而磨食。清代吴鞠通有"以乐侑食"之说。轻快的乐曲能使小儿在进食时保持愉快安定的情绪，因而有助于消化吸收。切忌在进餐前后训斥小儿，不要强迫进食，要训练幼儿正确使用餐具和独立进餐的技能。

二、起居活动

幼儿 1～1.5 岁学会走路，2 岁以后能够并且喜欢跑、跳、爬高。与此同时，手指的精细动作也发展起来，学用匙，乱涂画；初步学会用玩具做游戏。幼儿学走路时需由成人陪护，防止跌跤，但是又要给孩子保留一定的自主活动空间，引导孩子的动作发育。

结合幼儿的年龄和相应的生理特点，培养其养成良好的生活习惯。每日需保证睡眠，时间从 14 小时逐渐减至 12 小时，以夜间为主，日间午休 1.5 ～ 2.5 小时为宜。睡眠时需环境安静、空气清新、光线暗淡，同时应注意培养良好的睡眠习惯，防止形成吮手指、含奶头等不良习惯。1 岁让孩子坐盆排尿，1.5 岁不兜尿布，夜间按时唤醒小儿坐盆排便，2 ～ 3 岁夜间可不排尿。平时注意观察小儿欲解大小便时的表情，使小儿早日能够自主控制排便。2 岁开始培养其睡前及晨起漱口、刷牙的卫生习惯，逐渐教孩子学会自己洗手洗脚、穿脱衣服。

重视与幼儿的语言交流，通过对话、讲故事、唱歌、游戏等，促进幼儿语言发育与运动能力的发展，还应注意培养幼儿与人交往的能力，鼓励其交朋友。幼儿有强烈的好奇心、求知欲和表演欲，喜欢提问、看漫画、观看动画片等，家长应给予满足，并借以进行启蒙教育，结合幼儿的年龄和其相应的生理特点，要培养幼儿独立生活的能力，安排规律生活，促使其养成良好的生活习惯。对幼儿进行早期教育，不在于让其学到多少知识，而是在于通过有目的、有计划、系统地对其感知能力的训练和培养，引导、发掘其潜能，提高其接受外界事物的能力，为以后的智力发育打下良好的基础。关于衣着保暖，《小儿病源方论·养子十法》提出了"一要背暖……二要肚暖……三要足暖……四要头凉……"的护养原则。《小儿卫生总微论方·慎护论》说："凡儿常令薄衣……薄衣之法，当从秋习之；若至来春稍暖，须渐减其衣，不可便行卒减，恐令儿伤中风寒。"《活幼口议·小儿常安》说："四时欲得小儿安，常要三分饥与寒。"这些都是我国古代总结出的有效育儿经验。

三、疾病预防

幼儿生活范围扩大，患感染性疾病的概率增加。要训练其养成良好的卫生习惯。日常生活中家长要耐心教育，纠正其不良习惯，如吮手、脏手抓食品、坐在地上玩耍等，饭前便后要洗手，腐败污染的食品不能吃，出外玩耍时尽量不穿开裆裤，衣被经常换洗。幼儿的肺系疾病、脾系疾病发病率高，要防外感、慎起居、调饮食、讲卫生，才能减少发病。还要继续按计划免疫程序做好预防接种，以预防传染病。幼儿好奇好动，但识别危险的能力差，应注意防止异物吸入、烫伤、触电、外伤、中毒等意外事故的发生，如《万氏家藏育婴秘诀·鞠养以慎其疾四》所说："小儿玩弄嬉戏……勿使之弄刀剑，含铜铁，近水火。"每隔3～6个月应进行一次体格检查，预防龋齿。

/ 第二章 / 学龄及青春期保健

第一节 学龄前期保健

3周岁后至7周岁为学龄前期，也称幼童期。

学龄前期的小儿体格生长速度减慢而智能渐趋完善，好奇、爱问，求知欲强，可塑性高，是小儿性格特点形成的关键时期，也是智能开发的最佳年龄段。这一时期的小儿已确立了不少抽象的概念，如数字、时间等，能跳跃、登楼梯、唱歌、画图，开始认字，并用较复杂的语言表达自己的思维和感情，故应加强思想品德教育，根据该年龄段儿童的智能发育特点开展早期教育。培养他们懂礼貌、讲卫生、爱劳动、力所能及的事情自己做等好习惯。这一时期儿童还容易发生溺水、烫伤、坠床、误服药物等各种意外事件，应注意防护，并加强安全意识教育。学龄前期儿童发病率有所下降，但也要注意加强该年龄期好发疾病（如小儿水肿、痹证等）的防治；要特别重视正确书写姿势的培养，保护好视力；亦应注意口腔卫生，保护好牙齿。

学龄前期儿童较之婴幼儿时期生长发育速度进一步减慢，但活动能力增强，智识已开，求知欲旺盛。虽然随着体质增强，发病率逐渐下降，但也要根据这一时期的特点，做好保健工作，保障儿童身心健康成长。

一、体格锻炼

学龄前期小儿一般进入了幼儿园，也可能散居，要加强体格锻炼，以增强小儿体质。要有室内外活动场所，幼儿园要添置活动设备，如摇船、摇马、滑梯、跷跷板、转椅，做操用的地毯、垫子，以及各种电子活动设备，有条件的还应设有戏水池、小型游泳池、运动场等。安排适合该年龄特点的锻炼项目，如跳绳、跳舞、踢毽子、做保健操，以及小型竞赛项目等。各种活动和锻炼方法轮换安排，使孩子在游戏和锻炼中学会与人交往，培养集体主义精神和荣誉感。要保证每天有一定时间的户外活动，接受日光照射，呼吸新鲜空气。正如《诸病源候论·小儿杂病诸候·养小儿候》说："数见风日，则血凝气刚，肌肉硬密，堪耐风寒，不致疾病。"

二、早期教育

要根据这一时期儿童的年龄大小和智力水平，采用多样的形式教以各种常识，以启发其智慧，使之在与人接触、游玩中增长见识，提高理解和思维能力。孔子曾说过："少成若天性，习惯如自然。"《颜氏家训·慕贤》注重周围环境对于儿童的影响，指出这种"无言之教"能使小儿"潜移默化，自然似之"。学龄前期儿童好学好问，家长与保育人员应因势利导，耐心回答孩子的提问，尽可能给予解答。幼儿园有规范的学前教育，包括课堂教学和在游戏中学；家庭中也可通过讲故事、看学前电视节目、接触周围的人和物，以及到植物园、动物园游览等多种多样的形式使孩子增长知识。明代医家万全曾提出了"遇物则教之"的学习方法，《万氏家藏育婴秘诀·鞠养以慎其疾四》说："小儿能言，必教之以正言，如鄙俚之言勿语也；能食，则教以恭敬，如亵慢之习勿作也……言语问答，教以诚实，勿使欺妄也；宾客，教以拜揖迎送，勿使退避也；衣服、器用、五谷、六畜之类，遇物则教之，使其知之也；或教以方隅，或教以岁月时日之类。如此，则不但无疾，而知识亦早也。"要注意培养小儿养成良好的生活习惯，起居要有规律，举止言行要公正而有礼貌，生活要勤俭朴素，对人要团结友爱。在教育方法上循循善诱，耐心仔细，不可偏袒溺爱，不要打骂恐吓，以免影响儿童身心健康。值得注意的是，不能强迫孩子过早地接受正规的文化学习，违背早期教育的规律，犯拔苗助长的错误。

三、疾病预防

这一时期的儿童体质增强，发病率下降，要利用此时机，尽可能根治某些疾病。防病的根本措施在于加强锻炼，增强体质。同时，也要调摄寒温。《格致余论·慈幼论》说："童子不衣裘帛，前哲格言俱在人耳。"就是强调不要给孩子衣着过暖，否则会降低小儿对气候变化的适应能力。这一时期仍然要调节饮食、讲究卫生、避免意外。对幼儿期患病未愈的孩子要抓紧调治，如对反复呼吸道感染儿童辨证调补，改善体质，减少发病；对哮喘缓解期儿童扶正培本，控制发作；对厌食患儿调节饮食，调脾助运，增进食欲；对疳证患儿食治、药治兼施，健脾开胃，促进生长发育等。还要每两个月进行一次体格测量，监测生长发育情况，每年做两次健康检查，及时发现疾病，按时预防接种，以保证其健康成长。

第二节　学龄期保健

7 周岁后至青春期来临（一般为女 12 岁，男 13 岁）为学龄期。

学龄期泛指进入小学以后至青春发育期到来的一段时间。学龄期儿童体格生长仍稳步增长，乳牙脱落，换为恒牙，脑的形态发育已基本与成人相同，智能发育更成熟，自控、理解分析、综合等能力均进一步增强，已能适应学校、社会的环境。这时小儿身体处在新的生长发育阶段，与外界环境的接触更广泛，故要因势利导，使他们在入学之后德、智、体三方面都得到发展。这一时期儿童的发病率进一步下降，但具有本期的发病特点，应由家长与学校配合做好保健和预防工作，保证营养和充足的睡眠，加强体育锻炼，防治龋齿，保护视力，注意身心健康。

进入学龄期的儿童已经入学读书，生活规律和要求都发生了较大的变化。学龄期保健的主要任务是：保障身心健康，促进儿童的全面发展。

一、全面发展

学龄期儿童处于发育成长的重要阶段，学校和家庭的共同教育是使孩子健康成长的必要条件。家长和教师要言传身教，通过自己的言行举止引导孩子，实施正确的教育方法，既不能娇生惯养、姑息放纵，也不能操之过急、打骂逼迫，要使其养成良好的习惯，循序渐进。

学龄期儿童求知欲强，是获取知识的重要时期，应注意提供适宜的学习条件，培养良好的学习习惯，让孩子在轻松的环境下主动学习，促进其创造性思维的发展。要减轻过重的学习负担，给孩子留下自主学习的空间和必要的活动时间。加强素质教育，坚持体育锻炼，把儿童培养成为身心健康的有用人才。

二、疾病预防

近年来，小学生中屈光不正、龋齿发病增多，有必要加强眼睛、口腔保健教育，根治慢性病灶，端正坐、立、行姿势，使其养成餐后漱口、早晚刷牙、睡前不进食的习惯，配合眼保健操等锻炼方法，加以防治。一些免疫性疾病如哮喘、风湿热、过敏性紫癜、肾病综合征等在这一时期发病率高，要积极预防，及时治疗各种感染，避开污染环境，避免接触过敏原，减少发病。应保证孩子有充足的营养和休息，重视早餐，课间适量加餐，日常饮食注意选择富含铁和维生素的食物，并注意进行适当的户外活动和体育锻炼。此外，还应注意此期小儿的情绪和行为变化，避免思想过度紧张，减少精神行为障碍疾病的发生。进行法制教育，学习交通规则，防范意外事故的发生。值得注意的是，近年来性早熟的发病率显著增加，已成为目前最常见的小儿内分泌疾病之一，应引起家长、医疗工作者和社会各界的关注。

第三节　青春期保健

女孩自十一二岁到十七八岁，男孩自十三四岁到二十岁左右，为青春期。

青春期是从儿童向成人过渡的时期，其体格生长迅速，生殖系统发育逐渐成熟，第二性征逐渐明显。因受地区、气候、种族等因素的影响，发育年龄有一定差异。一般女孩比男孩发育约早两年。近几十年来，小儿进入青春期的平均年龄有提早的趋势。本期儿童生理特点是肾气盛、天癸至、阴阳和。形体增长出现第二个高峰，精神发育由不稳定趋向成熟，是人生观和世界观形成的关键期。生殖系统迅速发育成熟是本期突出特点，此期女孩乳房隆起、月经来潮；男孩喉结显现、变音、长胡须、遗精等。因此，应做好本期好发疾病的防治工作，合理进行生理、心理卫生和性知识教育，培养孩子良好的道德情操，使其建立正确的人生观，保障青春期的身心健康。

一、生理保健

《素问·至真要大论》说：女子"二七而天癸至，任脉通，太冲脉盛，月事以时下"。男子"二八肾气盛，天癸至，精气溢泻"。青春期肾气充盛，小儿生殖系统发育趋于成熟，体重、身高增长显著。女孩乳房发育，月经来潮；男孩精气溢泻，发生遗精。要进行青春期生理卫生知识的教育，使其认识自身的正常生理变化。家长要教孩子学会正确处理青春期的生理变化情况，保证充足的营养、足够的休息和必要的锻炼。孩子既要学好知识，也要提高动手能力，手脑并用，劳逸结合，全面发展。这一时期的好发疾病主要有甲状腺肿、痛经、月经不调、乳腺发育不良、痤疮等，也要注意青春期肥胖症的发生。为避免疾病的发生，此期尤应注意引导孩子养成良好的卫生习惯，如每日清洗外阴，内裤用纯棉制品，衣物及各种洗浴用具当个人专用，切忌交叉，如发现不适，要及时就医等。

二、心理保健

青春期儿童在心理、行为、精神等多方面都不稳定，可能会引发各种各样的心理（精神）疾病，同时，生理方面的不断变化可能造成内心的不安或易于冲动，环境改变、社会接触增多也会带来适应社会的心理问题。要根据其生理、心理、精神等方面的特点，加强教育与引导。向他们普及青春期保健知识，包括性生理知识，使之认识自我，正确对待和处理青春期的生理变化，避免过分紧张。要注意正确引导其认识社会，适应社会，与人团结协作；增强识别能力，抵御社会不良风气的侵害。在学好科学文化知识的同时，正确适当应用网络工具资源，使之能够顺利地融入社会，发展成为对社会有用的人。

下　篇

常见儿科疾病的中医护理

/ 第三章 / 新生儿常见疾病中医护理

第一节　胎黄

胎黄以婴儿出生后皮肤、面目发黄为主要特征，因产生原因与胎禀有关，故称"胎黄"或"胎疸"。

胎黄相当于西医学中的新生儿黄疸，包括新生儿生理性黄疸与病理性黄疸两大类。本节主要讨论新生儿病理性黄疸，又称为新生儿高胆红素血症。

一、辨证论治

1. 常证

（1）湿热郁蒸

证候：面目、皮肤发黄，色泽鲜明如橘，哭声响亮，不欲吮乳，口渴唇干，或有发热，大便秘结，小便深黄，舌质红，舌苔黄腻。

证候分析：本证起病急，为阳黄证。湿热蕴结脾胃，肝胆疏泄失常，胆汁外溢，则面目、皮肤发黄，色泽鲜明如橘；热扰心神则哭声响亮；邪困脾胃，升降失常，故不欲吮乳；湿热蕴结，津液不布，则口渴唇干，舌红、苔黄腻，均为湿热之象。新生儿溶血性黄疸、肝细胞性黄疸多表现为此证。本证重证易发生黄疸动风和黄疸虚脱之变证。

辨证要点：面目、皮肤色黄，色泽鲜明如橘，哭声响亮，尿黄，舌红、苔黄腻。

治法：清热利湿退黄。

主方：茵陈蒿汤（《伤寒论》）加减。

（2）寒湿阻滞

证候：面目、皮肤发黄，色泽晦暗，持久不退，精神萎靡，四肢欠温，纳呆，大便溏薄、色灰白，小便短少，舌质淡，舌苔白腻，指纹淡红。

证候分析：本证起病缓慢，病程较长，为阴黄证。寒湿内阻，肝胆疏泄失常，则皮肤面目发黄；湿从寒化，寒为阴邪，故面目、皮肤色泽晦暗；脾肾阳虚，运化、温煦失职则纳呆神疲，四肢欠温，舌质淡、苔白腻均属寒湿之象。

辨证要点：面目、皮肤色黄，色泽晦暗，精神萎靡，四肢欠温，纳呆便溏，舌淡苔白腻。

治法：温中化湿退黄。

主方：茵陈理中汤（《张氏医通》）加减。

（3）气滞血瘀

证候：面目、皮肤发黄，颜色逐渐加深，晦暗无华，右胁下痞块质硬，肚腹膨胀，青筋显露，或见瘀斑、衄血，唇色暗红，舌见瘀点，舌苔黄，指纹紫滞。

证候分析：湿热内蕴，气机郁滞，血行不畅，湿瘀交阻，肝胆疏泄失常，胆汁不循常道而横溢肌肤，故发黄病程较长，逐渐加重，面目、皮肤晦暗无华；肝藏血，血瘀不行，故右胁下痞块；瘀血内阻，血不循经，则见瘀点瘀斑、衄血；唇舌暗红、舌见瘀点，均为瘀积之征。

辨证要点：面目、皮肤发黄，晦暗无华，右胁下痞块质硬，肚腹膨胀，青筋显露，瘀斑。

治法：行气化瘀消积。

主方：血府逐瘀汤（《医林改错》）加减。

2. 变证

（1）胎黄动风

证候：黄疸迅速加重，嗜睡，神昏，抽搐，舌质红，舌苔黄腻，指纹淡紫。

证候分析：此证往往在阳黄基础上发生。病情危重，来势急骤，极低出生体重儿容易发生此证。湿热内蕴，郁而化火，邪愈盛则面目黄疸愈重；邪陷厥阴，蒙蔽心包，引动肝风，则神昏、抽搐。

辨证要点：黄疸迅速加重，嗜睡，神昏，抽搐。

治法：平肝息风退黄。

主方：茵陈蒿汤（《伤寒论》）合羚角钩藤汤（《重订通俗伤寒论》）加减。

（2）胎黄虚脱

证候：黄疸迅速加重，伴面色苍黄、浮肿、气促、神昏、四肢厥冷、胸腹欠温，舌淡苔白，指纹淡。

证候分析：本证为黄疸危证，多见于溶血性黄疸，关键在于阳气虚衰，而非邪气亢盛。阳虚水泛则面色苍黄、浮肿；水凌心肺则气促；阳虚至极，无以温煦，则四肢厥冷，胸腹欠温；阳气虚脱，神无所依，故神昏。

辨证要点：黄疸迅速加重，面色苍黄，气促浮肿，神昏肢冷。

治法：温阳益气固脱。

主方：参附汤（《世医得效方》）合生脉散（《医学启源》）加减。

二、中医护理

1. 起居调护

（1）保持室内安静清洁，温湿度适宜，做好室内空气消毒及温箱的清洁消毒。

（2）注意新生儿脐部的保护，保持皮肤及臀部等清洁，注意口腔卫生，避免损伤，防止感染。

2. 饮食调护

（1）加强母乳按需喂养。乳母的饮食对患儿的病情转归有很大的影响，故乳母饮食宜清淡，多食新鲜的蔬菜和水果。忌香燥、辛辣、炙煿食品，如牛羊肉、巧克力、虾条、薯片、花生及瓜子等炒货，以免助湿生热。

（2）患儿的每次哺乳量不宜过多，应定时定量。保证水分的摄入，一般在 2 次喂奶的间隙喂水 1～2 次，以 5～10mL 为宜，以利于湿热之邪从小便排出。人工喂养的患儿，应注意科学喂养，如喂养不当，极易引起消化不良，导致气血生化不足，影响患儿的康复。

（3）喂养时应尽可能将患儿抱起，以适应患儿喂养和吸吮的要求，同时满足其感官刺激。

3. 情志调护

（1）给予温暖舒适的病房和包被，以增加患儿的安全感，可在室内放一些色彩鲜艳的物品、玩具，以调节患儿的情绪，避免哭闹，可有意识地多与患儿进行肢体语言的交流，如经常用手触摸、搂抱，以满足患儿的皮肤饥饿感。

（2）做好家长的心理护理。教育乳母保持情绪稳定乐观，具备健康的心理状况，消除焦虑、紧张情绪，避免外界不良精神因素的干扰，以免引起小儿气机不畅，经络受阻，脏腑功能失调，影响机体的恢复。

4. 用药调护

（1）茵栀黄注射液，每次 5～20mL，加等量 10% 葡萄糖注射液，静脉滴注，每日 1～2 次。用于湿热郁蒸证。

（2）茵栀黄口服液，每服 3mL，每日 3 次。用于湿热郁蒸证。

（3）清开灵注射液，按 1mL／（kg·d），以 1mL 清开灵注射液加入 10% 葡萄糖注射液 10mL 稀释，每日 1 次，静脉滴注。用于湿热郁蒸证。

（4）清肝利胆口服液，每服 5mL，每日 2～3 次。用于湿热郁蒸证。

（5）紫雪丹，每次 0.1～0.2g，温开水调服，每日 1 次。用于胎黄动风证。

（6）滴肠疗法。用茵陈 10g，栀子 4g，大黄 3g，黄芩 4g，薏苡仁

10g，郁金 4g。水煎 2 次，浓缩过滤成 25mL，每日 1 剂，直肠滴注，连用 7 日。用于湿热郁蒸证。

（7）蓝光箱内光照疗法，适用于间接胆红素升高为主的患儿。患儿裸体卧于光疗箱中照射，持续 12 ～ 24 小时／天，连续或隔天进行，胆红素下降到 120μmol/L 以下，停止光疗。光照时将婴儿双眼用黑色眼罩保护，以免损伤视网膜，除会阴、肛门部用尿布遮盖外，其余均裸露。

5. 病时调护

（1）患儿面目、皮肤黄染较明显，要密切监测黄疸指数，仔细观察二便的色、质、量、次数等；胎黄动风者宜镇静，避免声光刺激。发现异常及时报告医师，做好记录。遵医嘱予中药汤剂喂服，注意观察用药效果及不良反应，并遵医嘱予外治法。外治法主要有以下几种。

①中药熏洗：适用于湿热内蕴证。将药液倒入盆内，待温时给患儿擦洗全身。每次洗 10 ～ 15 分钟，每日 1 剂，5 日为 1 个疗程。

②中药药浴：根据辨证配方药浴，多用于湿热型黄疸。

③穴位贴敷：按不同证候，分别将药物按一定的比例配制成糊状药饼，取一人份，放置于患儿穴位处，外以医用胶贴固定，每次贴敷 20 分钟，每日 2 次。常用穴位如巨阙、大横等。

（2）患儿精神萎靡、食欲不振、腹胀情况明显，要严密观察、记录患儿精神状况及吸吮、喂哺情况，注意保暖，保持室内温湿度适宜，合理喂养，遵医嘱予中药汤剂喂服，并给予抚触治疗。常用以下抚触治疗方法。

①背部抚触：指揉华佗夹脊穴，振奋人体阳气；气满则泻，促进肠道蠕动。

②腹部抚触：喂奶后 1 小时在安静状态下进行腹部抚触，保持室温 26 ～ 28℃。腹部抚触时反射性地引起副交感神经的兴奋，使胃泌素和胰岛素水平明显升高，增进食欲，并且通过吸吮 - 结肠反射，间接增加肠蠕动，加快胎粪的排出，减少胆红素重吸收。

（3）腹胀严重的患儿，可用葱白、食盐和匀炒热，于脐腹部热熨。

（4）患儿哭闹不安时，应严密观察患儿的生命体征及哭闹情况，同时轻抚患儿，满足患儿皮肤饥饿感，使其安静，避免哭闹。各种护理操作应集中定时进行，尽量减少对患儿的不良刺激。

6. 中医护理适宜技术

（1）胆红素脑病后遗症见肢体瘫痪、肌肉萎缩者，可用推拿疗法，每日或隔日 1 次。

方法：在瘫痪肢体上以㨰法来回㨰 5 ～ 10 分钟，按揉松弛关节 3 ～ 5 分钟，局部可用搓法搓热，并在相应的脊柱部位搓㨰 5 ～ 10 分钟。

（2）胆红素脑病后遗症患儿可配合针刺疗法，每日 1 次，补法为主，捻转提插后不留针。3 个月为 1 个疗程。

取穴如下：百会、风池、四神聪、通里，用于智力低下；哑门、廉泉、涌泉、神门，用于语言障碍；肩髃、曲池、外关、合谷，用于上肢瘫痪；环跳、足三里、解溪、昆仑，用于下肢瘫痪；手三里、支正，用于肘关节拘急；合谷透后溪，用于指关节屈伸不利；大椎、间使、手三里、阳陵泉，用于手足抽动。

7. 预防调护

（1）妊娠期注意饮食卫生，忌酒和辛热之品。不可滥用药物。

（2）有肝炎病史的妇女应在治愈后再妊娠，如妊娠后发现有肝炎，应及时治疗。既往所生新生儿有重度黄疸和贫血，或有死胎史的孕妇及其丈夫，均应作 ABO 和 Rh 血型检查，测定血中抗体及其动态变化。这类孕妇可服用中药预防胎黄。

（3）避免新生儿口腔黏膜、脐部、臀部和皮肤损伤，防止感染。

（4）新生儿应注意保暖，尽早开奶，促进胎粪排出。

（5）婴儿出生后应密切观察皮肤颜色的变化，及时了解黄疸的出现时间及消退时间。

（6）注意观察患儿的全身证候，如有无精神萎靡、嗜睡、吸吮困难、惊惕不安、两目直视、四肢强直或抽搐，及早发现重症患儿并及时治疗。

（7）纠正酸中毒，防止低血糖，补充维生素。

第二节 脐部疾病（脐湿、脐疮、脐血、脐突）

脐部疾病是小儿出生后断脐结扎护理不善，或先天脐部发育异常而发生的脐部病症。其中脐部湿润不干者称为脐湿；脐部红肿热痛，流出脓水者称为脐疮；血从脐中溢出者称为脐血；脐部凸起者称为脐突。

西医学所称脐湿、脐疮为新生儿脐炎；所称脐血为脐带出血。脐湿、脐疮、脐血的发病与接生断脐、护脐不当有密切关系。脐突包括西医学脐疝、脐膨出，与先天因素有关。

脐部疾病发生在新生儿期，一般预后良好。但是，脐疮处置不当亦可酿成败血症等重症；脐血若与血液系统疾病有关，则病情较重；脐突患儿多预后良好。

一、辨证论治

1. 脐湿

证候：脐带脱落以后，脐部创面渗出脂水，浸渍不干，或见微红，舌质红，苔薄黄。

证候分析：水湿或秽毒之邪浸渍脐部，邪滞肌肤，故脐部有渗出，浸渍不干；舌质红，苔薄黄，指纹淡红，为水湿浸渍之象。

辨证要点：脐部创面渗出脂水，浸渍不干。

治法：收敛固涩。

主方：龙骨散（《杂病源流犀烛》）。

2. 脐疮

证候：脐部红肿热痛，甚则糜烂，脓水流溢，恶寒发热，啼哭烦躁，口干欲饮，唇红舌燥，舌质红，舌苔黄腻，指纹紫。

证候分析：本症为脐湿的进一步发展，秽毒之邪壅于肌肤，阻滞经络，气血凝滞，则局部红、肿、热、痛，渐为糜烂化脓，溃则脓水流溢；邪热内攻，正邪交争则恶寒发热；邪热扰神则啼哭烦躁；热毒伤津则口干欲饮，唇红舌燥。

辨证要点：脐部红肿热痛，甚则糜烂，脓水流溢。

治法：清热解毒，佐以外治。

主方：犀角消毒饮（《医宗金鉴》）加减。（犀角代之以水牛角）

3. 脐血

证候：断脐后，脐部有血渗出，经久不止。或见发热、面赤唇焦、舌红口干，甚则吐衄、便血、肌肤紫斑。或见精神萎靡、手足欠温、舌淡苔薄、指纹淡。

证候分析：断脐后，如脐带结扎过松，可致血溢外出，啼哭时出血加重，静止时稍止。如胎热内蕴，迫血妄行，血循脐带创口外溢，可见脐血鲜红渗泄；脾虚气不摄血，可见脐血色淡，缓渗不止。

辨证要点：脐部有血渗出，经久不止。

治法：结扎松脱者，重新结扎脐带；胎热内盛者，清热凉血止血；气不摄血者，健脾益气摄血。

主方：胎热内盛者用茜根散（《景岳全书》）加减；气不摄血者用归脾汤（《济生方》）加减。

4. 脐突

证候：脐部呈半球状或囊状凸起，虚大光浮，大如胡桃，以指按之，肿物可推回腹内，啼哭叫闹时，又可重复凸出。一般脐部皮色如常，精神、食欲无明显改变，亦无其他症状表现。但脐膨出可并发其他先天性畸形，如肛门闭锁、膀胱外翻等。

证候分析：初生儿腹部肌肉嫩薄松弛，或先天脐部发育不全，脐孔未闭，留有脐环，加之患儿啼哭努挣，致使小肠脂膜突入脐中。

辨证要点：脐部膨出，手按肿物可回腹内。临床以局部表现为主，精神、食欲等一般无明显改变。

治法：压脐法外治。先将突出脐部的小肠脂膜推回腹内，再以纱布包裹光滑质硬的薄片，垫压脐部，外用绷带扎紧。若脂膜突出过大，或不能回纳，并见哭闹不安，或年龄已逾2岁仍未痊愈者，应考虑手术治疗。脐膨出的囊膜薄而透明，应及早手术治疗。

二、中医护理

1. 起居调护

（1）新生儿脐带应每日护理1次，直至脱落。

（2）每日沐浴后暴露脐部，用75%乙醇擦净脐带残端，环形消毒脐带根部。

（3）一般情况不宜包裹，保持干燥，使其易于脱落。

（4）脐部有分泌物者，用75%乙醇消毒后涂1%甲紫，使其干燥。脐带脱落处，如有红色肉芽组织增生，用2.5%硝酸银溶液灼烧，并用生理盐水棉签擦洗局部。有脐轮红肿的新生儿，用75%乙醇消毒后，覆盖75%乙醇纱布。

（5）患有脐疝的新生儿，注意尽量减少腹压增加的机会，如让宝宝取仰卧位休息，不要让宝宝无休止地大哭大闹。不要用硬币之类的硬物压迫脐部，这样不但无效，还容易使脐周皮肤因摩擦受损，引起化脓。

（6）新生儿使用尿布时，将尿布前面的上端翻到脐部以下，勿让其超越脐部，以减少其对脐带残端的摩擦和污染，以免尿粪污染脐部。

（7）保持内衣和尿布的清洁、干燥、柔软，如有污染，及时更换。换药时要注意局部的消毒，若有干痂形成，切不可强剥，以免发生出血或伤及肉芽，造成感染。

2. 饮食调护

（1）新生儿母亲宜摄入一些增加抵抗力、性味清淡的食物，适当摄入粗糙的高纤维食物，如玉米、折耳根等。最好进行母乳喂养，新生儿每天应喂 10 次左右，每次 15 ～ 20 分钟，不应控制喂养次数。

（2）患有脐疝的新生儿要合理喂养，加强营养，以免因发生腹胀或便秘加重病情。如果孩子已经添加辅食，需要注意避免添加难以消化的食物。饮食宜清淡，少食辛辣、煎炒、油炸等不消化和刺激性食物。多食水果、蔬菜和纤维性食物，多饮水。要注意多吃富含维生素 A、胡萝卜素及 B 族维生素的食物。

3. 情志调护

（1）给予温暖舒适的病房和包被，以增加患儿的安全感，可在室内放一些色彩鲜艳的物品、玩具，以调节患儿的情绪，避免哭闹。

（2）做好家长的心理护理。教育乳母保持情绪稳定乐观和健康的心理状况，消除焦虑、紧张情绪。

4. 用药调护

（1）中成药如小儿化毒散、如意金黄散常用于脐疮的治疗；云南白药常用于脐血的治疗；冰硼散常用于脐湿、脐疮的治疗。

（2）常用单方验方

①马齿苋 5g。水煎，每日分 3 ～ 4 次服。用于脐疮。

②鱼腥草 5g，野菊花 5g。水煎，每日分 3 ～ 4 次服。用于脐疮。

5. 病时调护

（1）观察脐部有无异常分泌物，有无出血、渗血、红肿等异常情况，保持脐部敷料干燥，如有潮湿应及时更换。

（2）勤换尿布，尿布的折叠勿遮盖脐部，防止尿液污染脐部；尿布潮湿或污染时，应随时给予护理。每日进行两次脐部护理。

（3）如脐部红肿或分泌物有异味，提示脐部感染，应及时报告医师。

（4）脐带脱落前，勿试图将其剥脱，结扎线如有脱落应当重新结扎。

（5）操作中动作要轻柔，注意保暖。

6. 中医护理适宜技术

脐带残端经 4～10 日可自然脱落，脱落前沐浴时勿浸湿脐部，注意避免污水、尿液及其他污物污染脐部，以预防脐风、脐湿、脐疮等疾病的发生。正如明代《幼科发挥·脐风》提出："儿之初生，断脐护脐不可不慎……护脐之法，脐既断矣，用软布缠裹，待干自落，勿使犯去也。三朝浴儿，当护其脐，勿使水渍入也。脐落之后，当换抱裙，勿使尿湿浸及脐中也。如此调护，则无脐风之病。"

7. 预防调护

（1）新生儿断脐时要严格无菌操作。

（2）进行脐带结扎操作时，松紧度应适中，结扎部位离脐带根部应有 1.5～2cm 的距离。

（3）新生儿断脐后，应注意脐部残端的保护，防止尿、便及洗浴浸渍，保持清洁干燥。

（4）脐部残端让其自然脱落。保持内衣和尿布的清洁、干燥、柔软。如有污染，及时更换。

（5）脐湿、脐疮者在脐部换药时要注意局部的消毒，若有干痂形成，切不可强剥，以免发生出血或伤及肉芽。

（6）脐血者应密切观察脐带结扎部位及全身的病情变化，如伴有皮肤出血甚至其他部位出血，应考虑为新生儿出血症，可加用维生素 K_1 静脉滴注治疗。

（7）脐突者应减少婴儿啼哭叫扰，避免腹压增高。

/第四章/ 肺系疾病

第一节 感冒

感冒是感受触冒风邪，导致邪犯肺卫、卫表不和的常见外感疾病，以鼻塞、流涕、喷嚏、咳嗽、头痛、恶寒、发热、全身不适、脉浮为主要临床表现。其病情轻者称"伤风""冒风""冒寒"，病情重者称为"重伤风"。在一个时期广泛流行，证候多相类似者，称为"时行感冒"。

本病一年四季均可发生，以冬春季节及气候骤变时发病率较高。因四季气候的变化和病邪之殊或体质强弱之异，在证候上有风寒、风热、暑湿及体虚感冒之别。一般而言，感冒易愈，少数可诱发其他宿疾而使病情恶化。婴幼儿、体弱患者容易传变或同时夹杂其他疾病。本病若及时治疗，一般预后良好，如表邪不解，由表及里，可发展为咳嗽、肺炎喘嗽，或邪毒内传，发生水肿、心悸等变证。

西医学中的普通感冒（伤风）、流行性感冒（时行感冒）及其他上呼吸道感染表现为本病特征者，可参照本节辨证施护。

一、辨证论治

1. 风寒感冒

证候：恶寒，发热，无汗，头痛，身痛，鼻流清涕，喷嚏，咳嗽，口不渴，咽无红肿及疼痛，舌淡红，苔薄白，脉浮紧，指纹浮红。

证候分析：风寒之邪，由皮毛而入，束于肌表，郁于腠理，卫阳不得宣发，导致恶寒、发热、无汗；寒邪束肺，肺气失宣，则致鼻塞、流涕、咳嗽；寒邪郁于太阳经脉，气血流通不畅，则致头痛、身痛、肢节酸痛等症。

辨证要点：发热，恶寒重，无汗，鼻流清涕，咽不红，苔薄白。

治法：辛温解表。

主方：荆防败毒散（《摄生众妙方》）加减。

2. 风热感冒

证候：发热重，恶风，有汗或少汗，头痛，鼻塞流浊涕，喷嚏，咳嗽，痰稠色白或黄，咽红肿痛，口干渴，舌质红，苔薄黄，脉浮数，指纹浮紫。

证候分析：风热侵犯肺卫，卫表失和，则发热较重、恶风、微有汗出；上扰清窍则头痛；肺气失宣则致鼻塞、流涕、喷嚏、咳嗽；上攻咽喉则致咽喉肿痛等证候。小儿肌肤薄，藩篱疏，感邪之后易于传变，如外感风寒，正邪相争，寒易化热，或表寒未解，里热已炽，则形成寒热夹杂之证。

辨证要点：发热重，恶风，少汗，鼻流浊涕，咽红肿痛，苔薄黄。

治法：辛凉解表。

主方：银翘散（《温病条辨》）加减。

3. 暑邪感冒

证候：发热，无汗或汗出热不解，头晕、头痛，鼻塞，身重困倦，胸闷，呕恶，口渴心烦，食欲不振，或有呕吐、泄泻，小便短黄，舌质红，苔黄腻，脉滑数，指纹紫滞。

证候分析：夏令暑湿当令，束表困脾，而致暑邪感冒。暑为阳邪，故多发热较重，或为壮热；暑多夹湿，黏腻重浊，缠绵难去，故常发热持续或热不为汗解；湿邪遏于肌表，故身重困倦；湿邪困于中焦，阻碍气机，脾胃升降失司，则胸闷、泛恶、食欲不振。舌质红、苔黄腻为暑湿之特征。偏暑热重者高热，头晕、头痛，口渴心烦，小便短黄；偏暑湿重者身热不扬，有汗或汗出热不解，身重困倦，食欲不振，或呕吐、泄泻。

辨证要点：病发夏季，发热持续无汗，身重困倦，食欲不振，舌质红，苔黄腻。

治法：清暑解表。

主方：新加香薷饮（《温病条辨》）加减。

4.时疫感冒

证候：起病急骤，高热，恶寒，无汗或汗出热不解，头痛，心烦，目赤咽红，肌肉酸痛，腹痛，或有恶心、呕吐、大便稀薄，舌质红，舌苔黄，脉数，指纹紫。

证候分析：外感时疫毒邪，犯于肺胃二经。疫毒性烈，易于传变，故起病急，病情重。邪犯肺卫，郁于肌表，则初起发热、恶寒、肌肉酸痛；毒热上炎，则目赤咽红；邪毒犯脾，升降失司，则见恶心、呕吐、泄泻。

辨证要点：多人发病，症状相似，起病急骤，全身症状重，发热恶寒，无汗或汗出热不解，目赤咽红，全身肌肉酸痛，舌红苔黄。

治法：清瘟解毒。

主方：银翘散（《温病条辨》）合普济消毒饮（《东垣试效方》）加减。

5.兼证

（1）夹痰

证候：感冒兼见咳嗽较剧，痰多，喉间痰鸣。

证候分析：风寒束肺，肺失宣肃，津液失布则痰白清稀；外感风热，灼津为痰，故痰稠色白或黄。

辨证要点：在感冒病程中兼有咳嗽加剧，痰多，喉间痰鸣。

治法：辛温解表，宣肺化痰；辛凉解表，清肺化痰。

主方：在疏风解表的基础上，风寒夹痰证可用三拗汤、二陈汤加减。风热夹痰证可用桑菊饮加减。

（2）夹滞

证候：感冒兼见脘腹胀满，不思饮食，呕吐酸腐，口气秽浊，大便酸臭，或腹痛泄泻，或大便秘结，小便短黄，舌苔厚腻，脉滑，指纹紫滞。

证候分析：食滞中焦则脘腹胀满，不思饮食，呕吐或泄泻；食积化腐，浊气上升则口气秽浊，大便酸臭。

辨证要点：在感冒病程中兼有脘腹胀满，不思饮食，大便不调。

治法：解表兼以消食导滞。

主方：在疏风解表的基础上，加用保和丸加减。

（3）夹惊

证候：感冒兼见惊惕，哭闹不安，睡卧不宁，甚至骤然抽搐，舌质红，脉浮弦，指纹青滞。

证候分析：小儿神气怯弱，肝气未充，筋脉未盛，感邪之后，热扰心肝，易致心神不宁，睡卧不安，惊惕龂齿，甚至抽搐。

辨证要点：在感冒病程中兼有惊惕哭闹，睡卧不宁，甚至抽搐。

治法：解表兼以清热镇惊。

主方：在疏风解表的基础上，加用镇惊丸加减。另服小儿回春丹或小儿金丹片。

二、中医护理

1. 起居调护

保持环境舒适、整洁。病室宜空气新鲜，避免直接吹风。生活起居有规律，注意休息。风寒感冒和体虚感冒者室温宜偏暖，可多加衣被；风热感冒和暑湿感冒者室内宜通风凉爽，发热身痛者宜卧床休息；体虚感冒者平时应根据体质状况适当运动，以增强正气。对感受疫疠时邪者，注意做好消毒隔离工作，减少探视。患者咳嗽或打喷嚏时勿对着他人，使用的器具每天消毒；室内每日进行空气消毒，可用食醋熏蒸或紫外线灯照射。

2. 饮食调护

饮食宜清淡、富营养、易消化。风寒感冒者宜热食，忌生冷、油腻，多喝热稀粥（可用防风粥），或饮生姜红糖茶，亦可用糯米、生姜、连须葱白煮制葱姜粥，趁热食用；风热感冒者宜食凉润之品，多补充水分，多食蔬菜和水果，忌辛辣、油腻、煎炸之品，热盛口渴多汗者可给淡盐水、冬瓜汤、芦根茶等，也可食薄荷粥；暑湿感冒者宜清淡饮食，多食西瓜、薏苡仁粥、绿豆汤等清热解暑之品，忌食冷、甜、黏、油炸之品；体虚感冒者应根据不同的体质选用滋补类食物，气虚感冒者可选食山药粥、黄芪大枣粥、牛奶等健脾补气之品；阴虚感冒者可食用银耳、海参、甲鱼等滋阴清补之品。

3. 情志调护

情志舒畅、乐观开朗有利于增强正气，祛邪外达。感冒恶寒发热、头身疼痛等症状较甚者，可有心烦、焦虑等表现，应做好解释和安慰，指导患者了解疾病的发生、发展过程，积极配合治疗。

4. 用药调护

（1）常用中成药

①风寒感冒颗粒，适用于风寒感冒。

②风热感冒颗粒，适用于风热感冒。

③藿香正气水，适用于暑湿感冒。

④连花清瘟胶囊，适用于时行感冒。

⑤小儿豉翘清热颗粒，适用于风热感冒夹滞。

⑥小儿金丹片，适用于感冒夹惊。

（2）解表药多为辛散轻扬之品，有效成分易挥发，宜武火快煎，不宜久煎，过煮则降低药效。风寒感冒和体虚感冒者汤药宜热服，服药后再进热粥或热饮，卧床休息避风，盖被以利汗出，注意防过汗和汗出当风，以免复感外邪；风热感冒者汤药宜温服，药后观察出汗、体温和伴随症状的变化；暑湿感冒者可给藿香正气口服液，注意用药后的症状改善情况。服发汗药后，忌服酸醋生冷之品，以免收涩，影响发散效果，中病即止，不可过汗，以防伤阴。

5. 病时调护

观察恶寒、发热的轻重程度。体温过高者应定时监测，并做好记录。

注意观察汗出情况，有汗或无汗，出汗是否畅爽。观察有无鼻塞，鼻涕的性质、颜色和量，有无咳嗽及咳痰的色、质和量，口渴的程度，咽喉是否疼痛，舌苔脉象等。注意观察服解表药后的反应，若汗出热解、脉静、胃纳佳为顺；若大汗淋漓，口渴引饮，热降复升，脉不静，且伴有心烦、胸闷、纳呆等，则应警惕津液耗伤，有传变入里或竭阴亡阳之虞，须防出现并发症。

6. 中医护理适宜技术

（1）针灸疗法

①针法：取大椎、曲池、外关、合谷。头痛加太阳，咽喉痛加少商。用泻法，每日 1 ～ 2 次。用于风热感冒证。

②灸法：取大椎、风门、肺俞。用艾炷 1 ～ 2 壮，依次灸治，每穴5 ～ 10 分钟，以表面皮肤潮热为宜，每日 1 ～ 2 次。用于风寒感冒证。

（2）刮痧疗法：取前颈、胸部、背部，首先涂抹刮痧油，刮拭 5 ～ 10 分钟，均以操作部位发红出痧为宜。适用于 3 岁以上体质壮实的儿童。用于暑邪感冒证、风热感冒证。患皮肤疾病者忌用。感受风寒而见恶寒发热无汗者可取督脉及膀胱经腧穴，行捏脊疗法，直至背部发热，或针刺风池、合谷、大椎、曲池等穴位。汗出不畅者，可艾灸大椎、曲池穴以透汗。高热无汗者可刺十宣穴放血以退热。鼻塞流涕严重者针刺迎香、列缺、外关等穴，或用热毛巾敷鼻，头痛者可按摩头面部穴位，如印堂、太阳、大椎、百会等。外感暑湿兼发热、头身痛者可用刮痧或拧痧法，取脊背两侧、颈部、胸肋间隙、肩、臂、肘窝、腋窝等部位，刮痧用力均匀，以出现紫色出血点为止。素体虚弱者，可耳穴埋压王不留行子，取肾上腺、内分泌、肾、肺等穴以扶正祛邪。

（3）药浴疗法

①羌活 30g，独活 30g，细辛 15g，防风 30g，紫苏叶 30g，白芷 30g，桂枝 20g，葱白 30g，淡豆豉 30g。煎水 3000mL，候温沐浴。每日 1 ～ 2 次。用于风寒感冒证。

②金银花 30g，连翘 30g，柴胡 30g，桑叶 30g，大青叶 30g，薄荷

20g，蝉蜕 30g，栀子 30g。煎水 300mL，候温沐浴。每日 1～2 次。用于风热感冒证。

③香薷 30g，柴胡 30g，扁豆花 30g，防风 30g，金银花 50g，连翘 50g，淡豆豉 50g，鸡苏散 50g，生石膏 50g，板蓝根 50g。煎水 3000mL，候温沐浴。每日 1～2 次。用于暑邪感冒证。

（4）灌肠疗法：主要用于风热感冒证，尤其适用于小儿不能服药时。常用药如柴胡、生大黄、薄荷、荆芥、防风、生石膏、黄柏、黄芩、金银花、连翘等。外寒里热可加桂枝、细辛；夹湿加藿香、佩兰、苍术；夹滞加枳实；夹惊加钩藤、蝉蜕。药物按小儿口服量，加水浓煎至所需量（30～100mL/饮），做保留灌肠，保留 20～30 分钟。每日 1～2 次。

（5）拔罐疗法：在大椎、肺俞穴拔罐，每日 1 次。用于风寒感冒证。注意留罐时间不宜太长，防止皮肤烫伤。

7. 预防调护

（1）经常户外活动，呼吸新鲜空气，多晒太阳，加强运动锻炼，增强体质，以御外邪。可选用太极拳、八段锦、快走等适宜个体的运动方式。

（2）生活起居有规律，劳逸结合，避免过度疲劳。气候变化时及时增减衣着。天暑地热时，切忌坐卧湿地，汗出当风。

（3）避免与感冒患者接触，感冒流行期间少去公共场所，外出戴口罩，防止交叉感染。室内每日进行空气消毒，养成经常洗手的好习惯。

（4）居室保持空气流通、新鲜。每天可用食醋加水熏蒸 1 次，进行空气消毒。

（5）饮食宜清淡、易消化，忌食辛辣、冷饮、肥甘厚味。

（6）易感冒者，可坚持每天按摩迎香、太阳、风池等穴，或根据体质情况进行耐寒锻炼，如用冷水洗脸、洗澡等。感冒流行季节，也可服用防感汤药。

第二节 咳嗽

咳嗽是肺系疾病的主要证候之一，是因邪犯肺系或脏腑功能失调，导致肺失宣肃，肺气上逆作声，以咳嗽、咯痰为主要临床表现的病证，它既是肺系疾病的一个主要症状，又是一种独立的病证。分别言之，有声无痰为咳，有痰无声为嗽，一般多为痰、声并见，难以截然分开，故以咳嗽并称。

咳嗽根据病因分为外感和内伤。外感咳嗽病位浅、病情轻，及时正确治疗容易治愈。若延误失治，反复发作，则可由外感咳嗽转内伤咳嗽，病位由肺累及他脏，病程缠绵难愈，预后较差。本病一年四季均可发生，冬春季多见。小儿年龄越小，患病率越高。大多预后良好，部分可致反复发作，日久不愈，或病情加重，发展为肺炎喘嗽。

西医学的上呼吸道感染、急慢性支气管炎、部分支气管扩张症、慢性咽炎等疾病以咳嗽为主要表现者，均可参照本节辨证施护。

一、辨证论治

1. 外感咳嗽

（1）风寒咳嗽

证候：咳嗽频作，咽痒声重，痰白清稀，鼻塞流清涕，恶寒无汗，发热头痛，全身酸痛，舌质淡红，舌苔薄白，脉浮紧，指纹浮红。

证候分析：本证多见于冬春季节，起病较急，病程相对较短。风寒之邪犯肺则咳嗽频作，痰白清稀，鼻流清涕，舌苔薄白，脉浮紧，指纹浮红。小儿风寒犯肺易从热化，若风寒夹热者，症见声音嘶哑、恶寒、鼻塞、咽红、口渴；若转风热证，则咳嗽痰黄、口渴咽痛、鼻流浊涕。

辨证要点：咳嗽痰稀，鼻流清涕，舌苔薄白，脉浮紧。

治法：疏风散寒，宣肃肺气。

主方：杏苏散（《温病条辨》）加减。

（2）风热咳嗽

证候：咳嗽不爽，咳声高亢或声浊，痰黄黏稠，不易咯出，口渴咽痛，鼻流浊涕，或伴发热恶风，头痛，微汗出，舌质红，苔薄黄，脉浮数，指纹浮紫。

证候分析：本证可由风热犯肺所致，或由风寒犯肺转化而来。肺热重者，痰黄黏稠，不易咯出，口渴咽痛；风热表证重者，发热恶风，头痛微汗出。若风热夹燥，症见干咳频作，无痰或痰少、黄稠难咯，咳剧胁痛，甚则咯痰带血，口干欲饮，舌质红干，舌苔黄，脉细数，指纹紫滞；若风热夹湿，症见咳嗽痰多，胸闷汗出，纳呆，舌质红，苔黄腻，脉濡数，指纹紫滞。

辨证要点：咳嗽不爽，痰黄，鼻流黄涕，咽红，舌质红。

治法：疏风清热，宣肃肺气。

主方：桑菊饮（《温病条辨》）加减。

2. 内伤咳嗽

（1）痰热咳嗽

证候：咳嗽痰多，色黄黏稠，咯吐不爽，咳剧气促，喉间痰鸣，发热口渴，烦躁不宁，尿少色黄，大便干结，舌质红，苔黄腻，脉滑数，指纹紫滞。

证候分析：本证多由邪热灼津炼痰，痰热结于气道而致；也可由脾胃积热，或心肝火旺，炼液为痰，上贮于肺而成。以咳嗽痰多，色黄黏稠，难以咯出为特征。热重者发热口渴，烦躁不宁，尿少色黄，大便干结；痰重者喉间痰鸣，甚则喘促，舌苔黄腻，脉滑数或指纹紫滞。

辨证要点：咳嗽痰多，色黄黏稠，喉间痰鸣，舌质红，苔黄腻。

治法：清热泻肺，宣肃肺气。

主方：清金化痰汤（《统旨方》）加减。

（2）痰湿咳嗽

证候：咳嗽重浊，痰多壅盛，色白而稀，喉间痰声辘辘，胸闷纳呆，神乏困倦，形体虚胖，舌淡红，苔白腻，脉滑，指纹沉滞。

证候分析：本证多见于素体脾虚湿盛的患儿，由脾虚湿盛，聚生痰液，壅阻气道。以咳嗽痰壅、色白而稀为特征。湿盛者胸闷纳呆，舌苔白腻；脾虚者神乏困倦，形体虚胖，纳食呆滞。

辨证要点：咳痰清稀，色白量多，纳呆困倦，舌质淡红，苔白腻。

治法：燥湿化痰，宣肃肺气。

主方：二陈汤（《太平惠民和剂局方》）加减。

（3）气虚咳嗽

证候：咳嗽无力，痰白清稀，面色白，气短乏力，胃纳不振，自汗畏寒，舌淡嫩，边有齿痕，脉细无力，指纹淡。

证候分析：本证常为久咳，多由痰湿咳嗽转化而来。以咳嗽无力、痰白清稀为特征。偏肺气虚者，气短乏力，自汗畏寒；偏脾气虚者，胃纳不振，舌淡嫩，边有齿痕。

辨证要点：久咳不愈，咳嗽无力，痰白清稀，气短自汗，舌淡嫩，边有齿痕。

治法：益气健脾，化痰止咳。

主方：六君子汤（《医学正传》）加减。

（4）阴虚咳嗽

证候：干咳无痰，或痰少而黏，或痰中带血，不易咯出，口渴咽干，喉痒声嘶，午后潮热或手足心热，舌质红，舌苔少，脉细数，指纹紫。

证候分析：本证常为久咳，多由痰热壅肺转化而来。肺阴不足，金破不鸣，故干咳无痰，喉痒声嘶；热伤肺络者，咯痰带血；阴津不足，津不上承，故口渴咽干，阴虚生内热，故午后潮热，或手足心热。舌红少苔，脉细数乃阴虚之征。

辨证要点：久咳不愈，干咳少痰，舌质红，苔少或花剥，脉细数。

治法：养阴润肺，化痰止咳。

主方：沙参麦冬汤（《温病条辨》）加减。

二、中医护理

1. 起居调护

保持室内空气清新流通，温湿度适宜，避免尘埃和烟雾等刺激。风寒袭肺者室内宜偏暖，切勿当风受凉；风热犯肺者衣被适中，不宜过暖；风燥伤肺者室内湿度宜稍高；痰湿蕴肺者室内温度应适宜，不宜太高；痰热郁肺者室内温度宜偏低；肝火犯肺和肺阴亏虚者室温宜偏低，湿度宜偏高。汗出多者应及时擦汗更衣。加强口腔护理，可用10%一枝黄花水或金银花液漱口。嘱患者注意休息和气候变化，可适当户外活动。

2. 饮食调护

饮食宜清淡、易消化，忌肥甘厚腻、辛辣刺激之物，戒烟，如为过敏性体质患者，应忌食鱼腥虾蟹。风寒袭肺者可适当进食葱白、生姜、茴香、紫苏叶等辛温发散之品，忌生冷瓜果、冰制饮料；风热犯肺者宜食疏风清热之品，如菊花、白萝卜、梨、薄荷叶等，忌辛热助火之品，避免食用酸涩之物；燥邪伤肺者宜多食黄瓜、番茄、油菜等多汁蔬菜及梨、枇杷、荸荠等新鲜水果，也可服用川贝炖梨，以清热润肺化痰，忌温燥、煎炸之品；痰湿蕴肺者应饮食有节，配健脾利湿化痰的食物，如薏苡仁、扁豆，忌糯米、甜食及肥肉类；痰热郁肺者宜食竹笋、豆芽、荸荠等寒凉的食物，忌辛热之品；肝火犯肺者可选用疏肝泻火的食物，如芹菜、香菇、柑橘等，忌油炸、香燥之品；肺阴亏耗者可选银耳、百合、甲鱼等滋阴之品，多食水果，或用麦冬、沙参等养阴之品泡水代茶饮，或食用杏仁猪肺粥。

3. 情志调护

病程较长者应予安慰和鼓励，消除其思想顾虑，增强治疗的信心。保持心情愉悦，避免精神刺激，指导患者学会自我情绪调节。对肝火犯肺者要劝慰其戒怒、宽容，保持心情舒畅，避免因情绪波动而加重病情。

4. 用药调护

（1）中成药

①杏苏止咳冲剂，用于风寒咳嗽。

②急支糖浆，用于风热咳嗽。

③金振口服液，用于痰热咳嗽。

④橘红痰咳液，用于痰湿咳嗽。

⑤养阴清肺糖浆，用于阴虚咳嗽。

（2）外感咳嗽者，忌用敛肺、收涩的镇咳药，以免肺气郁遏，不得宣畅，不能达邪外出，服用的汤药多为发散之品，不宜久煎，以免降低药效。汤药服用时要温凉适宜，热证宜凉服，寒证、虚证宜温服。服药后注意观察寒热、汗出、咳嗽及咳痰情况，寒证服药后加盖衣被注意观察畏寒、汗出情况；热证应注意服药后身热、咽痛、咳声嘶哑、喉痒等症状改善情况；肺阴亏耗者注意服药后潮热、盗汗、口干咽燥、手足心热等症状的缓解情况。指导患者遵医嘱服用祛痰、止咳的药物，并观察服药后的效果，咳嗽剧烈时即刻给药，服用化痰止咳药液后不要立即饮水，以免冲淡药液，降低疗效。

5. 病时调护

注意观察咳嗽的声音、时间、节律、性质及有无恶寒、发热、汗出、咳痰等伴发症状。

咳嗽时作，发于白昼，鼻塞声重，多为外感咳嗽；晨起咳嗽，阵发加剧，咳声重浊，多为痰湿或痰热咳嗽；夜卧咳嗽较重，持续难已，短气乏力，多为气虚咳嗽；午后、黄昏咳嗽加重，咳声轻微短促或痰中带血者，多为肺燥阴虚。观察痰的色、质、量及咳吐情况，痰白而稀薄者多属风、属寒；痰黄而稠者属热；痰多稀薄者属痰湿、虚寒；咳而少痰或干咳无痰者则为燥热、气火、阴虚；咳痰有热腥味或腥臭气者为痰热。

观察药后寒热、汗出、咳嗽及咳痰情况，若年老患者突然出现烦躁不安、神志不清、面色苍白或发绀、出冷汗、呼吸急促、喉间痰鸣辘辘，应考虑发生窒息的可能，配合医生抢救。

6. 中医护理适宜技术

（1）针灸疗法：分两组取穴。①天突、内关、曲池、丰隆。②肺俞、尺泽、太白、太冲。每日取 1 组，两组交替使用，每日 1 次，10～15 次为 1 疗程，中等刺激，或针后加灸。

（2）推拿疗法：揉小天心，补肾水，揉二马，揉板门，逆运内八卦，清肺经，推四横纹，揉小横纹，清天河水。咳喘轻者，每日 2 次；咳喘严重者，每日 4～6 次。咳喘以夜间为重者，停推四横纹，分推肩胛各 50 次，以平喘止咳。高热者，揉小天心后加揉一窝风。

咳嗽可灸天突、肺俞、风门、合谷、至阳等穴位；咳逆不止可灸两侧乳根穴，或气海、大椎。咽痒咳嗽者用艾条温和灸天突穴。痰多黏稠者可用鹿蹄草、鱼腥草等中药进行雾化吸入，以化痰止咳；咳而无力者，可翻身拍背等以助痰排出。外感咳嗽可取大椎、膻中穴行拔罐法，先拔大椎，后拔膻中，痰多者加丰隆穴。身热、咽痛者在大椎、身柱等穴采用刺罐法。外感发热者取大椎、大杼、风池、肺俞、脾俞、膻中、曲池、尺泽、列缺、合谷等穴行刮痧法，痰多者加足三里、丰隆穴。咳嗽反复者可于夏季三伏天行穴位贴敷，选天突、定喘、肺俞、膏肓、脾俞等穴。

7. 预防调护

（1）适当到户外活动，加强体格锻炼，根据自身体质选择活动项目，如散步、呼吸操、太极拳等。平素易感冒者，可常按摩迎香穴，艾灸足三里，也可坚持行耐寒锻炼，如用冷水洗脸、冷水浴等。增强小儿抗病能力。

（2）注意四时气候变化，随气温冷暖增减衣被，防寒保暖，避免外邪侵袭。改善生活环境，消除烟尘及有害气体的污染。注意休息，保持环境安静，保持室内空气新鲜、流通，室温以 20～24℃为宜，相对湿度约 60%。

（3）饮食宜清淡、易消化、富含营养；忌辛辣刺激、过甜过咸饮食。

（4）注意调节情志，保持乐观情绪，解除顾虑及烦恼，避免急躁易怒。

（5）咳嗽时防止食物呛入气管引起窒息。

（6）经常变换体位及轻拍背部，有助于排出痰液。

第三节　肺炎喘嗽

　　肺炎喘嗽是小儿时期常见的肺系疾病之一，临床以发热、咳嗽、痰痛、气急、鼻扇为主要症状，重者俗称"马脾风"，可出现张口抬肩、呼吸困难、面色苍白、口唇青紫等症。

　　本病一年四季均可发生，尤以冬春季多见，好发于婴幼儿，年龄越小发病率越高、病情越重。本病若治疗及时得当，一般预后良好，若发生变证者，则病情危重。

　　中医认为肺炎喘嗽之"炎"是指"肺热炽盛"之病机，与西医学的"炎症"之"炎"不同。西医学的小儿肺炎以发热、咳嗽、气促、鼻扇为主要临床表现，并且双肺听诊在吸气末可闻及固定的中细湿性啰音，胸部X线检查可见肺纹理增粗、紊乱及斑片状阴影者可参考本病论治。

一、辨证论治

1.常证

（1）风寒闭肺

证候：恶寒发热，无汗，呛咳气急，痰白而稀，口不渴，咽不红，舌质不红，舌苔薄白或白腻，脉浮紧，指纹浮红。

证候分析：风寒之邪外袭，由皮毛而入，首先犯肺，肺失肃降，其气上逆，则呛咳气急；卫阳为寒邪所遏，阳气不能敷布周身，故恶寒发热、无汗；肺气闭塞，水液输化无权，凝而为痰，故痰白而稀。舌质不红，舌苔薄白或白腻，脉浮紧，指纹浮红，均为风寒犯肺，邪在表分之象。

辨证要点：恶寒发热，呛咳气急，痰白而稀，舌苔薄白或白腻。

治法：辛温宣肺，化痰降逆。

主方：华盖散（《太平惠民和剂局方》）加减。

（2）风热闭肺

证候：发热恶风，微有汗出，咳嗽气急，痰多，痰黏稠或黄，口渴咽红，舌红，苔薄白或黄，脉浮数，指纹浮紫或紫滞。

证候分析：风热之邪外侵，肺气郁阻，失于宣肃，则致发热咳嗽；邪闭肺络，水液输化无权，留滞肺络，凝聚为痰，故见痰多、黏稠或黄。舌红、苔薄白或黄、脉浮数，均为风热犯肺，邪在表分之象。

辨证要点：发热恶风，咳嗽气急，痰黄黏稠，舌红，苔薄白或黄。

治法：辛凉宣肺，降逆化痰。

主方：银翘散（《温病条辨》）合麻杏石甘汤（《伤寒论》）加减。

（3）痰热闭肺

证候：发热，烦躁，咳嗽喘促，气急鼻扇，喉间痰鸣，口唇青紫，面赤口渴，胸闷胀满，泛吐痰涎，舌质红，舌苔黄腻，脉滑数，指纹紫滞。

证候分析：痰热胶结，闭阻于肺，则致发热咳嗽，气急鼻扇，喉间痰鸣；痰堵胸宇，胃失和降，则胸闷胀满，泛吐痰涎；肺热壅盛，则见面赤口渴；肺气郁闭，气滞血瘀，血流不畅，则致口唇发绀。舌质红、舌苔黄腻、脉滑数皆为痰热内盛之象。

辨证要点：发热面赤，咳嗽痰壅，气急鼻扇，舌质红，舌苔黄腻。

治法：清热涤痰，开肺定喘。

主方：五虎汤（《医宗金鉴》）合葶苈大枣泻肺汤（《金匮要略》）加减。

（4）毒热闭肺

证候：高热持续，咳嗽剧烈，气急鼻扇，喘憋，涕泪俱无，鼻孔干燥，面赤唇红，烦躁口渴，小便短黄，大便秘结，舌红而干，舌苔黄燥，脉洪数，指纹紫滞。

证候分析：毒热内闭肺气，熏灼肺金，则致高热持续，咳嗽剧烈，气急喘憋，烦躁口渴，面赤唇红，小便短黄，大便干结；毒热耗灼阴津，津不上承，清窍不利则见涕泪俱无，鼻孔干燥如煤烟。舌红而干，舌苔黄燥，脉洪数皆为毒热内盛之象。

辨证要点：高热不退，咳嗽喘憋，烦躁口渴，舌红而干，舌苔黄燥。

治法：清热解毒，泻肺开闭。

主方：黄连解毒汤（《外台秘要》）合麻杏甘石汤（《伤寒论》）加减。

（5）阴虚肺热

证候：病程较长，干咳少痰，低热盗汗，面色潮红，五心烦热，舌质红、乏津，舌苔花剥、少苔或无苔，脉细数，指纹淡红。

证候分析：小儿肺脏娇嫩，久热久咳，耗伤肺阴，则见干咳、无痰，舌红乏津。余邪留恋不去，则致低热盗汗，舌苔黄，脉细数。

辨证要点：干咳少痰，低热盗汗，舌红少津。

治法：养阴清肺，润肺止咳。

主方：沙参麦冬汤（《温病条辨》）加减。

（6）肺脾气虚

证候：咳嗽无力，喉中痰鸣，低热起伏不定，面白少华，动辄汗出，食欲不振，大便溏，舌质偏淡，舌苔薄白，脉细无力，指纹淡。

证候分析：体质虚弱儿或伴有其他疾病者，感受外邪后易累及脾，导致病情迁延不愈。若病程中肺气耗伤太过，正虚未复，余邪留恋，则发热起伏不定；肺虚气无所主，则致咳嗽无力；肺气虚弱，营卫失和，卫表失固，则动辄汗出；脾虚运化不健，痰湿内生，则致喉中痰鸣，食欲不振，大便溏；肺脾气虚，气血生化乏源，则见面色无华，神疲乏力，舌淡苔薄，脉细无力。

辨证要点：病程迁延，咳嗽无力，动辄汗出，面白少华，舌质偏淡，舌苔薄白。

治法：补肺健脾，益气化痰。

主方：人参五味子汤（《幼幼集成》）加减。

2. 变证

（1）心阳虚衰

证候：突然面色苍白，口唇青紫，呼吸困难，或呼吸浅促，额汗不温，四肢厥冷，烦躁不安，或神萎淡漠，肝脏迅速增大，舌质略紫，苔薄白，脉细弱而数；指纹青紫，可达命关。

证候分析：肺为邪闭，气机不利，气为血之帅，气滞则血瘀，心血运行不畅，可致心失所养，心气不足，心阳不能运行敷布全身，则致面色苍白，口唇青紫，四肢厥冷；肝为藏血之脏，右胁为肝脏之位，肝血瘀阻，故右胁下出现痞块；脉通于心，心阳虚，运血无力，则脉微弱而数。

辨证要点：突然面色苍白，四肢厥冷，肝脏迅速增大，舌质略紫，苔薄白。

治法：温补心阳，救逆固脱。

主方：参附龙牡救逆汤（经验方）加减。

（2）邪陷厥阴

证候：壮热烦躁，神昏谵语，四肢抽搐，口噤项强，两目窜视，舌质红绛；指纹青紫，可达命关，或透关射甲。

证候分析：小儿感受风温之邪，易化热化火，内陷厥阴，邪热内陷手厥阴心包经则致壮热、烦躁、神志不清；邪热内陷足厥阴肝经，则热盛动风，致四肢抽搐、口噤项强、两目窜视。温热化火伤阴，故舌质红绛。

辨证要点：壮热烦躁，神昏谵语，四肢抽搐，舌质红绛。

治法：平肝息风，清心开窍。

主方：羚角钩藤汤（《重订通俗伤寒论》）合牛黄清心丸（《痘疹世医心法》）加减。

二、中医护理

1. 起居调护

对小儿的护理要保证居室环境清洁、安静，阳光充足，避免对流风，温湿度适宜，以减少氧气的需要量；起居防风寒，随气温变化增减衣物，勿去公共场所，防止交叉感染；进行体育锻炼，增强体质。风热者，病室温度宜凉爽，室内空气湿润，患儿应卧床休息，衣被穿盖不宜过暖。阴虚肺热者，病房内保持清洁，空气流通，避免直接吹风；盗汗过多者，用干毛巾随时擦干，湿衣服需及时更换，避免着凉。

2. 饮食调护

脾主运化，脾虚则运化不健，痰涎内生。脾为生痰之源，肺为贮痰之器，故饮食宜清淡易消化，忌食生冷瓜果、碳酸饮料，宜多食梨，亦可用贝母炖梨食，有润肺化痰止咳作用，或食枇杷叶粥、玉竹粥等。患儿恢复期，虚多邪少，应给予营养丰富、易消化的食物，如豆浆、多种果汁、蔬菜粥等，要少食多餐，忌生冷、辛辣、刺激等食物。

3. 情志调护

生活环境的改变加之吃药等治疗的痛苦，会使患儿产生恐惧心理。因此护理工作要耐心细心，经常与患儿接触，处置时动作要轻柔，说话时要温柔、和蔼、热情，使患儿减少恐惧感，产生一种亲近感。

4. 用药调护

（1）中成药
①通宣理肺口服液，用于风寒闭肺证。
②小儿咳喘灵泡腾片，用于风热闭肺证。
③小儿清肺化痰颗粒，用于痰热闭肺证。
④养阴清肺口服液，用于阴虚肺热证。
⑤玉屏风颗粒，用于肺脾气虚证。

（2）风寒闭肺者，汤药宜热服，药后进热粥或热饮，如姜糖水、葱白萝卜汤等，促使发汗。注意加盖衣被，以取全身微汗，汗出后避免吹风，并用干毛巾及时将汗擦干，以免湿滞生寒。

（3）风寒闭肺者，汤药宜温凉服。咳剧时，可用金银花、枇杷叶泡水频饮。痰多黏稠不易咳出时，可用雪梨炖冰糖饮之，以清热化痰。便秘者，汤剂中加清热通便药，或用大黄泡水饮服，使热从下泄。痰热闭肺者，汤药宜温服或凉服，少量多次频服。心阳虚衰者，汤药宜急煎，频频温服。内陷厥阴者，汤药温服，并冲服紫雪丹或牛黄清心丸，丸药烊化后喂服，昏迷者可鼻饲。

5. 病时调护

（1）保持室内空气流通，室温以 18～20℃为宜，相对湿度 60%。

（2）呼吸急促时，应保持气道通畅，随时吸痰。

（3）咳嗽剧烈时可抱起小儿，轻拍其背部。伴呕吐时应防止呕吐物吸入气管。

（4）对于重症肺炎患儿要加强巡视，监测呼吸、心率等，密切观察病情变化。

（5）观察生命体征，及时发现病情变化并采取必要的措施。高热者每 4 小时测体温 1 次，必要时可用中药退热；如发现患儿气喘加重，面色苍白或青紫，即给予吸氧并立即报告医生；喉间痰多、呼吸困难时，注意保持呼吸道通畅；壮热烦躁者，遵医嘱使用退热剂，必要时点刺放血，防止惊厥。变证者，应加强巡视，密切注意体温、呼吸、脉搏、神情、气色、肝脏等变化，准确记录出入量；如患儿出现意识障碍、反复惊厥、前囟膨隆、脑膜刺激征等，提示并发脑水肿，应配合镇静止惊，立即采取措施，并及时吸氧，注意保持呼吸道通畅，防止口腔、舌唇咬伤及肢体受伤。

6. 中医护理适宜技术

（1）拔罐疗法：取双侧肩胛下部拔火罐，每次 5～10 分钟，每日 1 次，5 日为 1 个疗程。适用于 3 岁以上儿童，肺炎湿啰音久不消退者。

（2）药物外治：主要采用敷贴疗法，用于肺炎后期迁延不愈，或痰多、两肺湿啰音经久不消失者。

①白芥子末、面粉各 30g，加水调和，用纱布包后敷贴背部，每日 1 次，每次约 15 分钟，至皮肤发红为止，连敷 3 日。

②大黄、芒硝、大蒜各 15～30g，调成膏状，以纱布包，敷贴背部，如皮肤未出现刺激反应，可连用 3～5 日。

风寒闭肺者，在鼻塞时可揉搓其鼻翼两侧。另外可用推拿手法如清肺平肝、清天河水、清胃等减轻症状。肺炎喘嗽的中期痰热闭肺，对肺部有湿啰音者，可用大黄、大蒜各20g，芒硝5g，调成膏状，摊在纱布上，外敷于后背湿啰音明显处，或用神灯照射背部15～20分钟，每天1次，亦可用拔罐疗法。患儿恢复期，正虚邪恋，可用补脾、揉二马、清肺等按摩手法，以滋阴健脾、扶助正气；对肺炎病灶不易吸收的患儿，可在医生指导下于背部肺俞穴拔火罐；便溏腹泻者，可针刺或艾灸天枢、气海、足三里，或做腹部按摩。心阳虚衰，症见呼吸浅促、气息微弱、口唇青紫时，立即吸氧，注意保持呼吸道通畅，必要时吸痰，并可隔姜灸百会、气海、关元、神阙，有回阳固脱作用。内陷厥阴，症见壮热、谵语者，可针刺大椎、曲池、合谷、内关等穴，并可采用药物或物理降温。

7.预防调护

（1）指导患儿家长掌握疾病的相关知识和护理要点，懂得改善患儿呼吸功能的技巧，如保持病室环境的舒适、空气流通，尽量使患儿安静，将患儿安置在有利于肺扩张的体位并经常更换之。

（2）介绍用药护理和预防疾病的知识，对易患呼吸道感染的患儿，家长要鼓励其加强体格锻炼，预防急性呼吸道感染，气候骤变时要及时防寒保暖，避免着凉。

（3）指导家长合理喂养患儿，及时添加辅食，配合饮食调理，加强营养，防止佝偻病及营养不良，这是预防重症肺炎的关键。定期带患儿到医院进行体格检查，按时预防接种，在呼吸道疾病流行期间，尽量不去人多、拥挤的公共场所，以防交叉感染。

（4）主动关心鼓励患儿，使其能克服病痛，与医护人员合作，并教育患儿养成良好的生活习惯。

（5）让家长了解呼吸道感染常用药物的名称、剂量、用法及常见不良反应，杜绝自行滥用抗生素，使疾病在早期得到及时处理。

第四节　哮喘

哮喘是小儿时期常见的一种反复发作的哮鸣气喘性肺系疾病。哮指声响言，喘指气息言，哮必兼喘，故通称哮喘。临床以反复发作性喘促气急，喉间哮鸣，呼气延长，严重者不能平卧，张口抬肩，摇身撷肚，唇口青紫为特征。常在清晨或夜间发作或加剧。

哮喘有明显的遗传倾向，初发年龄以 1～6 岁多见。发作有较明显的季节性，以秋季、春季气候多变时易于发病。大多数患儿经治疗可缓解或自行缓解，在正确的治疗和调护下，随年龄的增长，大都可以治愈。但若失于防治，喘息持续，或反复发作，迁延不愈，可延及成年，甚至遗患终身。

西医学中的支气管哮喘、哮喘性支气管炎、嗜酸性粒细胞增多症（或其他急性肺部过敏性疾患）所致的以痰鸣气喘为主要表现者，可参照本节辨证施护。

一、辨证论治

1. 发作期

（1）寒性哮喘

证候：气喘咳嗽，喉间哮鸣，痰稀色白，多泡沫，形寒肢冷，鼻塞，流清涕，面色淡白，唇青，恶寒无汗，舌质淡红，舌苔白滑或薄白，脉浮紧，指纹红。

证候分析：风寒犯肺，引动伏痰，痰气交阻，阻塞气道，故见喉间痰鸣，呼吸急促，痰白清稀；风寒犯肺，肺气失宣，则见鼻流清涕，形寒无汗，舌质淡红，苔白，脉浮紧。

辨证要点：气喘咳嗽，喉间哮鸣，痰白清稀，形寒无汗，舌质淡红，苔白，脉浮紧。

治法：温肺散寒，涤痰定喘。

主方：小青龙汤（《伤寒论》）合三子养亲汤（《韩氏医通》）加减。

（2）热性哮喘

证候：咳嗽喘息，声高息涌，喉间哮吼痰鸣，痰稠黄难咯，胸膈满闷，身热，面赤，鼻塞流黄稠涕，口干，咽红，尿黄，便秘，舌质红，舌苔黄，脉滑数，指纹紫。

证候分析：本证多为外感风热，或风寒化热，引动伏痰，痰热相结，阻于气道而咳喘哮鸣，痰黄黏稠，胸膈满闷，鼻塞、流黄稠涕。痰热壅盛是本证的关键，外感风热之象可轻可重。

辨证要点：咳嗽喘急，声高息涌，咯痰稠黄，身热咽红，舌红苔黄。

治法：清肺涤痰，止咳平喘。

主方：麻黄杏仁甘草石膏汤（《伤寒论》）合苏葶丸（《医宗金鉴》）加减。

（3）外寒内热

证候：喘促气急，咳嗽痰鸣，咯痰黏稠色黄，胸闷，鼻塞喷嚏，流清涕，或恶寒、无汗、发热，面赤口渴，夜卧不安，大便干结，小便黄赤，舌质红，舌苔薄白或黄，脉滑数或浮紧，指纹浮红或沉紫。

证候分析：外有风寒束表，内有痰热内蕴，亦有素体痰热内蕴，外寒引动体内伏痰，痰气搏结，故见喘促气急、咳嗽哮鸣、恶寒无汗、鼻塞、流清涕的外寒之症；里有痰热则咯痰黏稠色黄，口渴，小便黄赤，大便干结。

辨证要点：喘促哮鸣，恶寒无汗，鼻塞，流清涕，但咯痰黏稠色黄，尿赤便秘。

治法：散寒清热，降气平喘。

主方：大青龙汤（《伤寒论》）加减。

（4）虚实夹杂

证候：病程较长，哮喘持续，喘促胸闷，咳嗽痰多，喉中痰吼，动则喘甚，面色少华，畏寒肢冷，神疲纳呆，小便清长，舌质淡，苔薄白或白腻，脉细弱，指纹淡滞。

证候分析：喘促经久不愈，或反复发作，耗损肺肾之气，表现为正虚邪恋，肺实肾虚；痰饮壅肺，肺失肃降，痰随气升，故见喘促胸闷，持续不已，咳嗽痰多，喉中痰吼；肾阳已虚，失于摄纳、温煦，则病程较长，动则喘甚，面色少华，畏寒肢冷，神疲纳呆，小便清长。

辨证要点：喘促胸闷，咳嗽痰多，喉中痰吼，动则喘甚，神疲纳呆。

治法：泻肺平喘，补肾纳气。

主方：偏于上盛者以苏子降气汤（《丹溪心法》）加减；偏于下虚者以射干麻黄汤（《金匮要略》）合都气丸（《症因脉治》）加减。

2. 缓解期

（1）肺脾气虚

证候：咳嗽无力，反复感冒，气短自汗，神疲懒言，形瘦纳差，面白少华或萎黄，便溏，舌质淡胖，舌苔薄白，脉细软，指纹淡。

证候分析：肺主表，表卫不固故多汗，易感冒；肺主气，肺虚则气短，咳嗽无力；脾主运化，脾气虚，运化失健故纳差，便溏，失于充养则形瘦。

辨证要点：反复感冒，气短自汗，咳而无力，面白少华，纳差便溏。

治法：健脾益气，补肺固表。

主方：人参五味子汤（《幼幼集成》）合玉屏风散（《医方类聚》）加减。

（2）脾肾阳虚

证候：动则喘促，咳嗽无力，气短心悸，面色苍白，形寒肢冷，脚软无力，腹胀纳差，大便溏泄，夜尿多，发育迟缓，舌质淡，舌苔薄白，脉细弱，指纹淡。

证候分析：肾阳虚，摄纳无权，故动则喘促咳嗽，面色苍白，形寒肢冷，脚软无力；脾阳虚，运化失司，则腹胀纳差，大便溏薄。较大儿童可有腰酸膝软、畏寒、四肢欠温、夜尿多等表现。

辨证要点：咳嗽无力，动则喘促，气短心悸，面色苍白，肢冷脚软，腹胀纳差，大便溏泄，夜尿多，发育迟缓。

治法：健脾温肾，固摄纳气。

主方：金匮肾气丸（《伤寒论》）加减。

（3）肺肾阴虚

证候：喘促乏力，咳嗽时作，干咳或咳痰不爽，面色潮红，形体消瘦，潮热盗汗，口咽干燥，手足心热，便秘，舌红少津，舌苔花剥，脉细数，指纹淡红。

证候分析：素体阴虚，或热性哮喘日久不愈，或用药过于温燥，伤及肺肾之阴，肺阴虚则干咳少痰；肾阴虚则喘促乏力；面色潮红，手足心热，形体消瘦，夜间盗汗，舌质红，苔花剥，脉细数，均为阴虚内热之象。

辨证要点：干咳少痰，夜间盗汗，形体消瘦，舌质红，苔花剥，脉细数。

治法：补肾敛肺，养阴纳气。

主方：麦味地黄丸（《寿世保元》）加减。

二、中医护理

1. 起居调护

室内应空气新鲜，温湿度适宜。环境整洁、安静、安全，避免接触花粉、动物皮毛等致敏物质及烟尘异味刺激。哮证发作时绝对卧床休息，给氧。缓解期适当下床活动，循序渐进地加强身体锻炼。冷哮者病室宜阳光充足，热哮者病室宜凉爽通风。肺阴亏虚者易感外邪，应注意防寒保暖。肾气亏虚者宜起居有常，节制房事，避免劳欲过度。

2. 饮食调护

饮食宜清淡、富有营养。尤其注意饮食宜忌，禁食可诱发哮病的食物，勿过食生冷、辛辣、肥腻、海腥发物等，饮食不宜过饱、过咸、过甜，戒烟酒。冷哮者饮食宜温，可用豆豉、葱白、生姜等辛温之品以助散寒，也可食用干姜茯苓粥；热哮者宜凉性饮食，但不可过食生冷，可服食荸荠、枇杷、柚子等以清热化痰，禁食胡椒、肉桂等辛辣燥热之品；肺气亏虚者可适当食用羊肺、黄芪、灵芝等；脾气亏虚者饮食应定时、定量、少食多餐，食物应软烂易消化，宜食山药、红枣等，或柚子肉炖鸡、山药半夏粥、参芪粥等；肾气亏虚者可食用核桃、黑木耳、桑椹、蛤蚧、紫河车、冬虫夏草等。

3. 情志调护

哮病易反复发作，患者常有悲观失望情绪，要多予以关心、安慰，消除不良情绪。哮喘发作时来势凶猛，患者多表现为惊恐万分，然"恐则气下""惊则气乱"，故应安慰患者及家属，调节其情绪，以防症状加重。在哮病缓解期要注意情志调养，避免急躁易怒、忧愁郁闷等不良情绪，培养其乐观、积极、豁达、宽容的心理。

4. 用药调护

（1）中成药

①三拗片，用于寒性哮喘。

②哮喘宁颗粒，用于热性哮喘。

③小儿宣肺止咳颗粒，用于外寒内热证。

④玉屏风口服液，用于肺脾气虚证。

（2）药物外治。取白芥子21g，延胡索21g，甘遂12g，细辛12g。共研细末，分成3份，每隔10日使用1份。用时取药末1份，加生姜汁调稠，如1分硬币大药饼7枚，分别贴在肺俞、心俞、膈俞、膻中穴，2～4小时揭去。若贴后皮肤发红，局部出现小疱疹，可提前揭去。贴药时间为每年夏天的三伏及冬季的三九，连用3年。

发现患者有喷嚏、咳嗽等发作先兆征象时，应立即给药以制止发作，可选择气雾剂喷用。中药汤剂，冷哮者宜热服，热哮、肺脾肾虚哮者宜温服。服用含麻黄的汤药后，要注意观察患者心率、血压的变化及汗出情况。

5. 病时调护

观察哮病发作的持续时间、诱发因素、生命体征、神志、面色，有无恶寒、发热、汗出、咳痰等伴随症状，尤其是呼吸频率、节律、强弱及呼吸道是否通畅。如哮喘持续发作或痰阻气道，咳吐不利，见胸部憋闷如窒、汗出肢冷、面青唇紫、烦躁不安或神昏嗜睡、脉大无根等，要立即报告医生，及时救护。

6. 中医护理适宜技术

（1）**针灸疗法**：①发作期取定喘、天突、内关。咳嗽痰多者，加膻中、丰隆。针刺，每日1次。②缓解期取大椎、肺俞、足三里、肾俞、关元、脾俞。每次取3～4穴，轻刺加灸，隔日1次。在好发季节前作预防性治疗。

（2）**拔罐疗法**：发作期选取天突、膻中、肺俞、膈俞，拔罐。

（3）**推拿疗法**：先用推法，依次横推胸腹部（以华盖、膻中为重点）、腰背部（自上而下，以肺俞、膈俞、命门为重点）、脊柱及其两侧，接着按肺俞、膈俞。此法适用于哮喘缓解期，每1～2日1次，10次为1个疗程。

（4）**其他**：可行耳穴压豆法，取肺、气管、肾上腺、交感等穴，喘息气促者加肾，痰多者加脾，胸闷者加神门，发热者加耳尖放血。热哮者可取双侧肺俞、大椎、风门、伏兔、丰隆等穴行拔火罐，以缓解症状。或选择背部（肺俞、定喘）、胸部（膻中、中府、天突）、上肢部（天府、尺泽、列缺）行刮痧疗法。哮喘反复发作者可针刺定喘、膏肓、肺俞、太渊等穴，肺虚者可用梅花针轻叩鱼际、前臂内侧、手太阴肺经循行部位、两侧胸锁乳突肌。缓解期可艾灸肺俞、肾俞，或于大椎、双侧肺俞、双侧膈俞拔罐。也可在三伏天行穴位贴敷，如用白芥子膏敷贴，以减少哮喘发作次数、减轻症状。行敷贴疗法时要注意观察敷贴部位皮肤有无红、肿、痒、痛等反应。

7. 预防调护

（1）积极治疗和清除感染病灶，避免各种诱发因素，如海鲜发物、冰冷饮料、咸甜食物及尘螨、花粉、烟雾、漆味等刺激性物质等。饮食有节，温凉适度，宜清淡而富营养，忌生冷、肥腻、辛辣、过咸、过甜、海膻发物等食品。禁食曾引起哮喘发作之物，慎用易致过敏的食物。戒烟酒。

（2）注意气候变化，做好防寒保暖工作，冬季外出要防止受寒。尤其气候转变、换季时或流感流行时，要预防外感诱发哮喘。

（3）保持心情舒畅，做到心胸豁达，心态宁静，避免忧思郁怒及紧张焦虑等不良情志刺激，以减少各种诱发因素。发病季节避免活动过度和情绪激动，以防诱发哮喘。

（4）普及防治知识，加强自我管理教育，调动患儿及家长的抗病积极性，鼓励患儿参加日常活动和体育锻炼以增强体质，可选择太极拳、散步、慢跑、呼吸操等方法坚持锻炼，但忌剧烈运动。也可经常按摩足三里、合谷、后溪、昆仑等穴以增强抗病能力。

（5）居室宜空气流通，阳光充足。冬季要保暖，夏季要凉爽通风。避免接触特殊气味。加强环境卫生，室内严禁吸烟，尽量不用皮毛、丝棉、羽绒等制成的被褥，勿养宠物。避免接触易引起过敏、咳嗽的刺激性物质，在花粉飞扬的季节减少户外活动。起居有常，做好防寒保暖工作，防止外邪诱发哮喘病。

（6）哮喘发作期要注意呼吸、心率等变化，及时发现病情变化，给予相应处置。

第一节　口疮

口疮是小儿较为常见，以口腔黏膜、舌体及齿龈等处出现大小不等、淡黄色或灰白色溃疡，局部灼热疼痛，或伴发热、流涎为特征的口腔疾病。若溃疡面积较大，甚至满口糜烂者，称为口糜；若溃疡发生在口唇两侧，称为燕口疮。本病属西医学口炎范畴，最常见者为细菌感染性口炎及疱疹性口炎。

本病以2～4岁的婴幼儿多见，一年四季均可发病，无明显的季节性，临床上既可单独发生，也可伴发于其他疾病如急性感染、腹泻、久病体弱和维生素B、维生素C等缺乏时。预后多良好，少数体质虚弱者，口疮可反复发生，迁延难愈。

一、辨证论治

1. 风热乘脾

证候：唇、舌、口颊、上腭、齿龈溃烂，也可先见疱疹，继则破溃形成溃烂，周围焮红，灼热疼痛，流涎拒食，伴发热，咽喉红肿疼痛，小便短赤，大便秘结，舌质红，苔薄黄，脉浮数，指纹浮紫。

证候分析：外感风热邪毒，内应脾胃，上熏口舌，发为口疮；火热熏灼，故灼热疼痛，拒食；热灼肠胃，津液耗伤，故小便短赤，大便秘结。

辨证要点：多为外感引起，疱疹溃烂，灼热疼痛，流涎拒食，舌质红。

治法：疏风散火，清热解毒。

主方：银翘散（《温病条辨》）加减。

2. 心火上炎

证候：疱疹、溃疡以舌面、舌边尖为多，红肿灼热，疼痛明显，进食困难，面赤唇红，心烦尿赤，舌边尖红，苔薄黄，脉细数，指纹紫滞。

证候分析：心开窍于舌，故舌边尖疱疹、溃疡为多，色赤疼痛；热扰心神，则心烦不安；小便短黄，舌边尖红，苔薄黄，均为心火内炽之征象。

辨证要点：舌面、舌边尖溃烂，色赤疼痛，心烦尿赤，舌尖红赤，苔薄黄。

治法：清心凉血，泻火解毒。

主方：泻心导赤散（《医宗金鉴》）加减。

3. 脾胃积热

证候：唇、口颊、上腭、齿龈溃疡糜烂，色白或黄，溃疡较深，大小不一，有的融合成片，甚则满口糜烂，边缘鲜红，疼痛拒食，口臭流涎，或伴发热，面赤口渴，大便秘结，小便短赤，舌红，苔黄，脉数，指纹紫滞。

证候分析：脾开窍于口，脾胃实火上攻，故溃疡以唇、口颊、上腭、齿龈处为多，甚则满口糜烂；脾胃积热，故见周围黏膜红赤灼热，疼痛拒食；火热伤津，则小便短赤，大便干结；舌红，苔黄，脉数，指纹紫滞，均为实热之象。

辨证要点：口腔内溃疡较多，红肿疼痛，口臭流涎，大便秘结，舌红，苔黄。

治法：清热解毒，通腑泻火。

主方：凉膈散（《太平惠民和剂局方》）加减。

4. 虚火上浮

证候：口腔溃烂点少，表面黄白色，周围色不红或微红，疼痛不甚，反复发作或迁延不愈，神疲颧红，手足心热，口干不渴，舌红少苔或花剥，脉细数，指纹淡紫。

证候分析：为虚证口疮，多见于体禀虚弱、肝肾不足者。肾阴亏虚，水不制火，虚火上浮，熏灼口舌，故口腔溃烂；虚火内炽，故见神疲颧红，手足心热，口干不渴，舌红苔少或花剥。

辨证要点：反复发作，口舌溃疡稀疏色淡，神疲颧红，舌红少苔。

治法：滋阴降火，引火归原。

主方：六味地黄丸（《小儿药证直诀》）加肉桂。

二、中医护理

1. 起居调护

（1）注意口腔清洁，经常用淡盐水漱口。

（2）使用软质牙刷，防止机械性损伤。

（3）生活起居规律，睡眠充足，以增强抗病能力。

（4）保持心情舒畅，劳逸结合，避免过劳。

（5）保持大便畅通，预防口疮发作。

2. 饮食调护

（1）饮食宜清淡、富有营养的半流质或流质饮食，避免过酸、过咸、过辣、过烫、过硬、过冷食物的刺激，多食新鲜蔬菜及水果。

（2）多饮温开水。溃疡严重、张口困难者，饮水时应少量多次饮用。

3. 情志调护

避免过度紧张和不良刺激，保持稳定情绪，配合治疗。

4. 用药调护

常用中成药有用于风热乘脾证的小儿豉翘清热颗粒；用于心火上炎证

的牛黄解毒片；用于脾胃积热证的清降片；用于虚火上浮证的知柏地黄丸。

5. 病时调护

溃疡痛甚影响进食者，可在进食前遵医嘱用中药溃疡糊剂涂患处，减少疼痛。

6. 中医护理适宜技术

（1）推拿疗法

①推天柱骨，揉天突，清胃，清板门。发热加退六腑、水底捞月、揉二扇门。用于风热乘脾证。

②清心平肝，清天河水，清小肠，揉小天心。用于心火上炎证。

③清胃，清板门，退六腑，清大肠，清天河水。用于脾胃积热证。

④补肾，揉二马，分手阴阳，清天河水，推涌泉穴。用于虚火上浮证。

（2）药物外治

①冰硼散、青黛散、西瓜霜、珠黄散。任选一种，取适量涂敷患处，每日3次。用于实证口疮。

②冰片3g，硼砂6g，玄明粉12g，朱砂6g，青黛6g。共研细末。每次适量，涂敷患处，每日3次。用于实证口疮。

③锡类散、养阴生肌散。任选一种，取适量涂敷患处，每日3次。用于虚火上浮证。

④吴茱萸粉适量，陈醋调，外敷涌泉穴。用于虚火上浮证。

⑤开喉剑气雾剂，每次适量，喷敷患处。用于心火上炎、脾胃积热证。

⑥五倍子10g，雄黄6g，冰片1g。共研细末。每次适量，涂敷患处，每日3次。用于各型口疮。

（3）穴位敷贴

①吴茱萸15～30g，研细粉。每用4g，醋调，睡前敷于两涌泉穴，胶布固定，翌晨去除。用于虚火上浮证。

②细辛 10g，研细粉。每用 2g，加水和少量甘油，调匀成糊状，贴于脐部，外用胶布固定。每日更换 1 次，连用 3 日。用于实证口疮。

7. 预防调护

（1）保持口腔清洁，注意饮食卫生，避免不必要的口腔擦拭，以免损伤口腔黏膜。

（2）保证足够充足的营养，平素多食新鲜蔬菜和水果，保持大便通畅，不宜过食肥甘厚腻之品。

（3）保持口腔外周皮肤干燥卫生。

（4）加强身体锻炼，增强体质，避免感染。

第二节　胃脘痛

胃痛，又称胃脘痛，是因寒邪、饮食、情志及脏腑功能失调导致气机郁滞，胃失濡养，以上腹胃脘部近心窝处疼痛为主要临床表现的病证。

本病在胃肠病证中较为常见，常反复发作，伴胃脘部痞满、胀闷、嗳气、腹胀等。

一、辨证论治

1. 寒邪客胃证

证候：胃痛暴作，恶寒喜暖，得温痛减，遇寒加重，口淡不渴，或喜热饮，舌淡，苔薄白，脉弦紧。

治法：温胃散寒，行气止痛。

主方：香苏散合良附丸加减。

2. 饮食伤胃证

证候：胃脘疼痛，胀满拒按，嗳腐吞酸，或呕吐不消化食物，其味腐臭，吐后痛减，不思饮食，大便不爽，得矢气及便后稍舒，舌苔厚腻，脉滑。

治法：消食导滞，和胃止痛。

主方：保和丸加减。

3. 肝气犯胃证

证候：胃脘胀痛，痛连两胁，遇烦恼则痛作或痛甚，嗳气、矢气则痛舒，胸闷嗳气，喜长叹息，大便不畅，舌苔多薄白，脉弦。

治法：疏肝解郁，理气止痛。

主方：柴胡疏肝散加减。

4. 湿热中阻证

证候：胃脘疼痛，痛势急迫，脘闷灼热，口干口苦，口渴而不欲饮，纳呆恶心，小便色黄，大便不畅，舌红，苔黄腻，脉滑数。

治法：清化湿热，理气和胃。

主方：清中汤加减。

5. 瘀血停胃证

证候：胃脘疼痛，如针刺，似刀割，痛有定处，按之痛甚，痛时持久，食后加剧，入夜尤甚，或见吐血、黑便，舌质紫黯或有瘀斑，脉涩。

治法：化瘀通络，理气和胃。

主方：失笑散合丹参饮加减。

6. 胃阴亏耗证

证候：胃脘隐隐灼痛，似饥而不欲食，口燥咽干，五心烦热，消瘦乏力，口渴思饮，大便干结，舌红少津，脉细数。

治法：养阴益胃，和中止痛。

主方：一贯煎合芍药甘草汤加减。

7. 脾胃虚寒证

证候：胃痛隐隐，绵绵不休，喜温喜按，空腹痛甚，得食则缓，劳累或受凉后发作或加重，泛吐清水，神疲纳呆，四肢倦怠，手足不温，大便溏薄，舌淡苔白，脉虚弱或迟缓。

治法：温中健脾，和胃止痛。

主方：黄芪建中汤加减。

二、中医护理

1. 起居调护

（1）室内应空气新鲜流通，经常开窗通风，温湿度良好。

（2）居室整洁，及时清除呕吐物，更换污染的被单、衣物。保持床单干燥、平整，以免秽浊之气刺激。

（3）室内每天进行空气紫外线消毒 1～2 次，或点燃苍术艾叶香。

（4）做好口腔护理，动作宜轻，避免刺激咽喉部而加重症状。注意口腔卫生，饭后漱口，有嗳腐吞酸者随时漱口，胃酸过多者用淡盐水漱口。

（5）久病体弱卧床者，做好个人生活护理，预防压疮。

（6）虚证患者宜多休息以培育正气，避免过度劳累而耗伤正气。脾胃虚寒者居室宜温暖，注意胃脘部保暖，避免风寒侵袭；胃阴亏虚者居室宜湿润凉爽，适当休息，劳逸结合；胃热炽盛者应室温凉爽，光线柔和。

2. 饮食调护

（1）予以质软、少渣、酥烂、温热、易消化食物，以少食多餐为原则，做到定时定量进食，有节制，细嚼慢咽，不可暴饮暴食。

（2）戒酒、浓茶、咖啡等刺激性、坚硬不消化食物，戒烟，忌辛辣、肥腻、甜黏、过咸、过酸、生冷、煎炸炙煿等食物。

（3）注意饮食卫生，清除令人不愉快的气味，食物品种要多样化，不能偏嗜。

（4）在烹调方法上应以蒸、煮、炒、煲为主，不宜煎炸、烟熏、腊腌、生拌。

（5）强调胃脘痛和饮食的关系，帮助患者认识和掌握饮食规律、饮食宜忌，以防再次复发。呕吐剧烈时暂禁食。

（6）根据不同的证型，给予相应的饮食指导。

①饮食停滞：控制饮食，痛剧时暂予禁食，待病情缓解后再进流食或半流质素食。多食宽中理气、和胃消食之品，如萝卜、金橘、山楂等；少食糯米及甜点心，忌酒，忌肥甘厚味及辛辣食物。还可用食疗方，如曲米粥（神曲 15g，粳米 100g）、陈茗米粥（陈茶叶 5～10g，粳米 100g）。煮粥食用，每天 2 次。病愈后要做到节制饮食，不暴饮暴食。

②肝气犯胃：饮食宜清淡、易消化，悲伤郁怒时暂不进食。多食行气开胃解郁之品，如萝卜、陈皮、香菇、柑橘等，忌食壅阻气机的食物，如红薯、南瓜、山芋、土豆等。食疗方可用佛手柑粥（佛手柑 15g，粳米 100g，煮粥食用），每天 2 次。

③瘀血停滞：多食行气活血之品，如果茶、山药、核桃等。忌食煎炸、粗糙、硬固之品，戒烟酒。

④脾胃虚寒：饮食宜温热，营养丰富，易消化，少食多餐。多食宽中温胃健脾之品，如牛奶、鸡蛋、黄鱼、鳗鱼、大枣、桂圆等，可适当用葱、姜、胡椒等作调料，常饮生姜红糖茶以温胃，忌生冷、寒凉及肥腻、甜黏、炙煿之品。食疗方如姜橘椒鱼羹（鱼、生姜、橘皮、胡椒）。饭前胃痛，可在饥饿时稍进糕点、饼干，以缓中止痛。

⑤肝胃郁热：每天晨起饮温盐水 1 杯，以清胃泄热。饮食多予疏肝泄热之品，如菊花晶、绿豆汤、荷叶粥。疼痛发作时宜少食多餐。注意食后不可发怒，怒后不可即食，进餐前后保持平静愉快的情绪，忌辛辣烟酒、烤熏甜腻之品。食疗方如石膏粥（生石膏 30～60g，陈皮 5g，粳米 100g，白糖适量）。煮粥食用，每天 2 次。

⑥胃阴亏虚：饮食清淡，宜多食益胃生津之品，如西瓜、梨、甘蔗、

百合、番茄、银耳、甲鱼、荸荠、莲子等。应避免过饱和进食粗糙食物，忌辛香温燥及浓茶、咖啡、辛辣煎炸等刺激品。食疗方如八宝粥（芡实、山药、茯苓、莲肉、薏苡仁、白扁豆、党参、白术、大米，煮粥食用），每天2次。补充津液，多饮水或果汁，或以石斛、麦冬煎汤代茶饮。胃酸缺乏者，可饭后吃山楂、话梅、乌梅汤等酸甘助阴之品。

⑦发作期，宜食清淡而富有营养的流质和半流质饮食，如牛奶、藕粉、米汤、菜汤、面条、稀饭、蒸鸡蛋、肉末、菜泥等。疼痛、呕吐剧烈或呕血、便血量多时应禁食。恢复期可逐渐改为软饭或面食，少食多餐，清淡素菜为宜。

（7）饮食以易消化、富有营养、少食多餐为原则，忌食粗糙、辛辣、肥腻、过冷过热的食物；禁食不鲜、不洁食物；胃酸过多者，不宜食用醋、柠檬、山楂等过酸食物；疼痛剧烈、有呕血或便血量多时应暂禁食。寒邪犯胃者，饮食宜温热、易消化，如热粥、面条等，忌食生冷瓜果和辛辣肥甘厚味之品；脾胃虚寒者宜食温中、散寒、理气作用之品，如生姜、红糖、萝卜等；肝胃气滞患者宜食理气和胃解郁之品，如萝卜、柑橘、玫瑰花、合欢花等，悲伤郁怒时暂不进食，忌食南瓜、山芋、土豆等壅阻气机的食物；食滞肠胃者应控制饮食，痛剧时暂禁食，待病情缓解后再进宽中理气消食之品，如萝卜、金橘、柠檬、槟榔等；胃阴不足者宜食润燥生津之品，如牛奶、豆浆、梨、藕等；瘀阻胃络者宜食行气活血之品，如山楂、刀豆、薤白等；胃火炽盛者，饮食宜清淡、温凉，如西瓜汁、丝瓜等，忌食辛辣肥甘厚味。

3. 情志调护

（1）保持心情舒畅、情绪稳定，勿忧思、恼怒、悲伤，平时指导患者积极克服不良情绪。

（2）了解患者的心理状态，进行心理疏导，取得患者的信任和合作，树立其战胜疾病的信心。

（3）指导患者采用放松技巧，如缓慢地深呼吸、全身肌肉放松、阅读娱乐性读物、打太极拳等，陶冶情志，以减轻精神负担和心理压力。帮助患者认识压力和疼痛的关系，鼓励患者改变生活方式，减轻身体或精神压力，教会患者锻炼身体及娱乐的方式，建立良好的人际关系等，以缓解疼痛。

（4）当患者表现忧思情绪时，要允许患者表达，除过激行为以外不应加以限制。与患者共同探讨忧思原因，必要时给予有效帮助。关心体贴患者，查明引起胃痛的原因，积极治疗原发病，消除患者的忧思，使其积极配合治疗。

（5）宣传本病有关知识，让患者对疾病转归、预后有正确的认识。对反复发作、迁延不愈的胃痛，告知患者应定期做有关检查，防止恶变。及时向患者解释各种检查结果，以消除患者的恐癌心理，更好地配合治疗。如因精神因素而引起的胃痛，各项检查无阳性体征者，可给予暗示疗法。如有吐血或便血者，应安慰患者，消除其紧张恐惧心理。

（6）虚实夹杂或正虚邪实者，治疗难度较大，常反复发作，患者易出现紧张、忧虑、抑郁等不良情绪，引起肝气郁滞，致胃痛发作或加重。应积极疏导患者，使其正确认识疾病，消除情志刺激，保持心情舒畅，以利疾病康复。

4. 用药调护

（1）中药汤剂应少量多次频服。中西药联合应用时要注意配伍禁忌。

（2）呕吐剧烈者，服药前口含姜片或山楂片。若丸药质地较硬，可用温开水化服，以缓解呕吐。若胃痛持续不解，可服沉香粉、延胡粉各1g，以理气止痛。

（3）患者应遵医嘱正确服药。对胃有刺激性的药物、理气和胃口服液及吗丁啉、西沙比利等胃动力药宜在饭后服用，以减少对胃黏膜的刺激。

（4）脘腹胀满实证宜行气消胀，可予佛手5g或陈皮6g，加水煎服。虚证宜益气健脾，可遵医嘱予白术、党参、黄芪、茯苓适量，加水煎服。脾胃虚寒者，汤药应热服，服药后宜进热饮、热粥，以助药力。

（5）在未明确病因的情况下，切勿随便使用镇静剂，应遵医嘱辨证给药，观察并记录用药后效果。

（6）指导患者选择治疗闷满痞胀的药膳，如鲫鱼黄芪汤、参芪炖牛肉、杞精炖鹌鹑。

（7）中药汤剂一般温服，寒邪犯胃者宜热服，以驱寒止痛，服药后可添加衣被，或用热水袋温熨胃脘部，助药力以驱散寒邪；肝胃郁热、胃内炽盛者宜稍温凉服；胃阴亏虚、脾胃虚寒者中药宜久煎，热服或温服，服药后观察效果。胃痛发作时可遵医嘱予解痉止痛剂，片剂、丸剂应温开水送服。

（8）常用中成药

①保和丸：6岁以下每次3g、6岁以上每次6g，每日3次。用于饮食积滞证。

②温胃腹痛宁冲剂：每服1包（6g），6岁以下每日2次，6岁以上每日3次。用于脾胃虚寒证。

5. 病时调护

（1）注意观察并评估记录疼痛的部位、性质、程度、时间、诱发因素、发作规律，与饮食的关系及伴有症状，做到辨证与辨病相结合。

（2）注意观察呕吐物和大便的颜色、性质、气味和伴随症状。

（3）严密观察有无出血现象及出血征兆。出血时注意观察出血的色、质、量、性质、次数。

（4）如出现胃痛突然加重，或伴有呕吐、寒热或全腹硬满而痛、拒按；或出现呕血、黑便，兼面色苍白、冷汗时出、四肢厥冷、烦躁不安、血压下降、脉微细等情况，应立即去医院急诊。

（5）注意鉴别以下疾病

①胃溃疡病：胃痛病程较长，反复发作，疼痛时间有规律，常在食后半小时到1小时，压痛在正中线偏左，常伴有嗳气、嘈杂、吞酸，以秋冬季节发作为多见。上消化道钡透或纤维胃镜检查可发现溃疡病灶。

②十二指肠壶腹部溃病：胃痛病程较长，为反复发作的慢性上腹部疼痛，疼痛的时间有规律，常在饭后2～4小时发生，食后痛减，痛位偏于

右侧，有时在半夜发生疼痛，又称"夜间痛"。

③慢性胃炎：病程迁延，可反复发作，上腹疼痛胀闷，无明显规律性，食后加重，胃纳差，常有嗳气、呕吐，局部压痛较广泛而不固定。纤维胃镜检查或上消化道钡透有助于诊断。

④胃穿孔：胃痛突然加剧、呕恶、烦躁，或出现上腹硬满，疼痛拒按，并见面色苍白、出冷汗、血压下降、脉细弱。

（6）急性期绝对卧床休息，减少活动，症状缓解后可下床轻微活动。恢复期适当进行体育锻炼，如打太极拳、做广播操、练气功等，注意劳逸结合，生活有规律。

（7）向患者讲解发生疼痛的原因和诱发因素，如受凉、生气、饮食不节等。指导患者描述疼痛部位、时间、性质、程度的方法。

（8）胃脘胀满、疼痛欲呕者，可服用盐汤呕吐，以涌吐宿食、缓解疼痛。必要时遵医嘱针刺内关、中脘、足三里、神阙等穴，以温中散寒止痛。

（9）胃脘疼痛伴有呕血者，应立即采取急救措施。患者去枕平卧，头偏向一侧，及时清除口腔内的呕吐物，保持气道通畅，防止血块阻塞气道而引起窒息；吐后予淡盐水漱口，保持口腔清洁。立即去医院急诊。

（10）教会患者在恶心呕吐时可按摩内关、中脘等穴位，以缓解症状。患者呕吐时，协助其取半坐位，轻拍其背部。吐后用温水漱口，及时更换衣被。鼓励患者进食后采取半斜仰卧位，改变姿势时动作要慢。

（11）脾胃虚寒者，注意腹部保暖，可外用狗皮兜肚护胃或神功元气袋保护胃脘部，切勿受凉。痛时可在胃脘部热敷，或艾灸中脘、足三里、神阙等穴；或遵医嘱口服肉桂粉1g、玄明粉2g，以温中散寒止痛。

6. 中医护理适宜技术

（1）敷贴疗法

①用柴胡、枳壳、木香各30g，郁金、丹参各45g，川芎、延胡索各30g，冰片6g。共研末。每次20g，蜂蜜调膏，外敷中脘穴。用于肝郁气滞证。

②乳香、没药、防风、威灵仙、白芷、当归、海桐皮、香附、陈皮、透骨草各18g，川芎、红花、厚朴各12g，艾叶120g。上药研末，装入用棉布做成的15cm×25cm大小的药袋。将药袋放入蒸笼内蒸20分钟，待稍凉后，敷于中脘部。用于寒凝气滞证。

（2）推拿疗法

①清脾胃，顺运八卦，推四横纹，清板门，清大肠。用于饮食积滞证。

②顺运八卦，清胃，退六腑，推四横纹。用于湿热中阻证。

③揉外劳宫，补脾，顺运八卦。用于脾胃虚寒证。

7.预防调护

（1）慎起居，适寒温，畅情志，防劳倦。

（2）注意饮食调摄，按时进餐，勿过饥过饱，勿过冷过热，少食油腻生冷之物，戒烟酒，注意饮食卫生。

（3）加强锻炼，适当参加体育活动，以增强体质。

（4）查明引起胃痛的原因，密切配合，积极治疗原发病，不但有助于提高疗效，更有利于患者的尽快康复和根治。若反复发作、迁延不愈，应定期作有关检查，防止恶变。

第三节　泄泻

泄泻是小儿时期最常见的疾病之一，可由多种病因引起，临床以大便次数增多、粪质稀薄甚如水样为特征。

一年四季均可发病，夏秋季节发病率高，夏秋暑湿当令，其邪最易内侵脾胃而发病。本病多见于两岁以下的婴幼儿，年龄愈小，发病率愈高。轻症一般预后良好，处理及时，常很快痊愈；重症起病急骤，泻下过度则可造成气脱液竭，阴阳两伤，甚至危及生命。

西医学的小儿腹泻病，包括感染性腹泻和非感染性腹泻，均可参考本节辨证施护。

一、辨证论治

1. 常证

（1）湿热泻

证候：大便水样，或如蛋花汤样，泻下急迫，量多次频，气味秽臭，或见少许黏液，腹痛时作，恶心呕吐，或发热烦躁，口渴尿黄，舌质红，苔黄腻，脉滑数，指纹紫。

证候分析：湿热蕴结，下注大肠，传化失职，则泻下急迫，量多次频；湿热交蒸，壅遏气机，则泻下气味秽臭，伴有黏液，腹痛、恶心、呕吐；热重于湿，可见发热、口渴尿黄；舌质红，苔黄腻，脉滑数，指纹紫，为湿热蕴结之征。

辨证要点：泻下急迫，量多次频，气味秽臭，舌红，苔黄腻。

治法：清热利湿。

主方：葛根黄芩黄连汤（《伤寒论》）加减。

（2）风寒泻

证候：大便清稀，夹有泡沫，臭味不甚，肠鸣腹痛，或伴恶寒发热，鼻流清涕，咳嗽，舌质淡，苔薄白，脉浮紧，指纹淡红。

证候分析：风寒客于脾胃，则大便清稀有泡沫，臭味不甚；外感风寒，寒邪阻滞，则恶寒发热，咳嗽流涕，肠鸣腹痛；舌质淡，苔薄白，脉浮紧，指纹淡红，为风寒郁阻之象。

辨证要点：大便清稀有泡沫，臭味不甚，肠鸣腹痛，舌质淡，苔薄白。

治法：疏风散寒。

主方：藿香正气散（《太平惠民和剂局方》）加减。

（3）伤食泻

证候：大便稀溏，夹有乳凝块或食物残渣，气味酸臭，或如败卵，脘腹胀满，嗳气酸馊，或有呕吐，不思乳食，腹痛拒按，泻后痛减，夜卧不安，舌苔厚腻，或微黄，脉滑实，指纹紫滞。

证候分析：有乳食不节史，乳食内停，壅滞肠胃，则大便稀溏，夹有乳凝块或食物残渣，气味酸臭，脘腹胀满，嗳气酸馊；不通则痛，故脘腹胀满，泻后痛减；苔白厚腻或微黄，脉滑实，指纹滞，均为乳食积滞之征。

辨证要点：便稀、夹不消化物，气味酸臭，脘腹胀痛，泻后痛减，舌苔厚腻或微黄。

治法：消食化滞。

（4）脾虚泻

证候：大便稀溏，色淡不臭，多见食后作泻，时轻时重，面色萎黄，神疲倦怠，食欲不振，形体消瘦，舌淡苔白，脉缓弱，指纹淡。

证候分析：本证常由暴泻失治迁延形成。脾胃虚弱，运化失职，则大便稀溏，色淡不臭；脾虚运纳无权，则食后作泻，时轻时重，食欲不振；脾气虚者面色萎黄，形体消瘦，神疲倦怠；脾阳虚者面白无华，肢体不温，大便清稀。

辨证要点：大便稀溏，色淡不臭，食后作泻，神疲倦怠。

治法：健脾益气。

主方：七味白术散（《小儿药证直诀》）加减。

（5）脾肾阳虚泻

证候：久泻不止，食入即泻，澄澈清冷，或见脱肛，形寒肢冷，面色㿠白，精神萎靡，寐时露睛，舌淡苔白，脉细弱，指纹色淡。

证候分析：本证见于久泻。脾肾阳虚，命火不足，脾失温煦则久泻不止，食入即泻，完谷不化，澄澈清冷；脾虚气陷则见脱肛；命门火衰，阴寒内生则形寒肢冷，面色㿠白，精神萎靡，寐时露睛；舌淡苔白，脉细弱，指纹色淡为脾肾阳虚之征。

辨证要点：大便清冷，完谷不化，形寒肢冷，精神萎靡，舌淡苔白。

治法：温补脾肾。

主方：附子理中汤（《三因极一病证方论》）合四神丸（《内科摘要》）

加减。

2. 变证

（1）气阴两伤

证候：泻下无度，质稀如水，精神萎靡或心烦不安，眼窝及囟门凹陷，皮肤干燥，啼哭无泪，口渴引饮，小便短少，甚至无尿，唇红而干，舌红少津，苔少或无苔，脉细数。

证候分析：本证多发生于湿热泻之重证。泻下无度，水液耗损，阴津受劫，则大便稀薄，前囟及眼窝凹陷，啼哭无泪，小便短少甚至无尿。本证若不能及时救治，则很快发展为阴竭阳脱证。

辨证要点：泻下无度，质稀如水，精神萎靡，皮肤干燥，无泪，少尿，舌红少津。

治法：益气敛阴。

主方：人参乌梅汤（《温病条辨》）加减。

（2）阴竭阳脱

证候：泻下不止，次频量多，精神萎靡，表情淡漠，面色青灰或苍白，冷汗自出，哭声微弱，啼哭无泪，尿少或无，四肢厥冷，舌淡无津，脉沉细欲绝。

证候分析：本证常由气阴两伤证发展而来，或久泻不止，阴阳俱耗而成。脾肾虚衰，阴寒内盛，阳气外脱，则泻下不止，表情淡漠，面色青灰或苍白，冷汗自出，少尿无尿，四肢厥冷；舌淡无津，脉沉细欲绝，均为阴液耗竭、阳气欲脱之危重征象。

辨证要点：精神萎靡，泻下不止，面色青灰或苍白，汗冷肢厥，尿少或无，舌淡无津，脉沉细欲绝。

治法：温阳固脱。

主方：生脉散（《医学启源》）合参附龙牡救逆汤（上海中医学院.《中医方剂临床手册》）加减。

二、中医护理

1. 起居调护

起居有常，劳逸结合，冷暖适宜，保持充足睡眠，避免外邪侵袭。保持适度的活动和锻炼。寒湿和虚弱者宜住向阳病室，做好腹部保暖。若患者泄泻因传染性疾病引起，应严格执行消化道隔离制度，患者的生活用具专用，用后要消毒。久泻者加强肛周皮肤护理。

2. 饮食调护

宜温热、清淡、少渣、易消化之品，忌生冷、辛辣、煎炸厚味之品，合理添加辅食，少食多餐，不可过饱。病情轻者，予低脂半流质饮食，暂不添加新的食物；病情重者，可暂禁食，6小时后渐予流质饮食；母乳喂养者应适当限制，暂停辅食，可人工喂养脱脂奶、米汤等，少食糖。病情好转后逐渐改为半流质饮食、软食、普通饮食。平素可用山药、红枣、薏苡仁、莲子、藕粉等熬粥以健脾养胃，忌食肥甘厚腻之品及市售营养品，以免再伤及脾胃，添加辅食也应循序渐进，注意饮食卫生。

3. 情志调护

避免忧郁、悲伤、焦虑、紧张和激动等负性情绪。积极引导患者消除抑郁心理，保持肝气条达，心情舒畅。帮助患者培养豁达乐观的心态，正确对待自身的疾病，避免急躁。肝气郁滞泄泻者，更应鼓励患者树立起战胜疾病的信心，防止因情绪波动复病。

4. 用药调护

（1）常用中成药

①保和丸，用于伤食泻。

②小儿肠胃康颗粒，用于湿热泻。

③藿香正气口服液，用于风寒泻。

④附子理中丸，用于脾肾阳虚泻。

（2）中药汤剂以饭后温热服用为宜，口服药一般宜空腹服，服后半小时才可进食，注意喂药方法要得当，以免误入气道。一般药物要遵医嘱按时按量服用，观察用药后症状缓解情况。出现阳气外脱症状应及时进行抢救，给药一定要迅速准确，以免延误时机。在用药过程中出现大便色黑者，应查找原因，警惕发生消化道出血。

5. 病时调护

注意观察泄泻的次数，排泄物的色、质、量、气味、有无腹痛等，辨别证候。注意观察生命体征、舌象、神志、尿量等，预防暴泻或久泻后发生脱水。寒湿泄泻，泻多溏薄；湿热泄泻，泻多如酱黄色；食滞肠胃之泄泻，粪便臭如败卵，泻后痛减；肝气郁滞之泄泻，每因情志郁怒而增剧；脾气亏虚之泄泻，大便时溏时泻，夹有水谷不化，稍进油腻之物则大便次数增多；肾阳亏虚之泄泻多发于晨起之时，以腹痛肠鸣，泻后则安为特点，亦称"五更泻"。若排泄物为柏油样或伴有新鲜血液，为胃肠道脉络损伤。久泻患者出现眼窝凹陷、口舌干燥，皮肤干燥、弹性消失，为伤津表现，应及时补充体液，或给予淡盐水口服；若久泻者出现面色苍白、四肢冰冷、大汗淋漓等，为阳气外脱征象，应立即报告医生，采取相应措施。

6. 中医护理适宜技术

（1）针法：取足三里、中脘、天枢、脾俞。发热加曲池，呕吐加内关、上脘，腹胀加下脘。实证用泻法，虚证用补法，每日1次。

（2）耳穴疗法：取胃、大肠、小肠等穴；寒湿困脾泄泻可用艾条灸足三里、中脘、天枢、关元等穴；肾阳亏虚泄泻可取肾俞、命门、关元等穴进行隔姜灸或隔附子灸；久泻者可用五倍子和醋调成糊状敷脐。

（3）灸法：取足三里、中脘、神阙，隔姜灸或艾条温和灸，每日1次，用于脾虚泻、脾肾阳虚泻。寒湿内盛者可艾灸足三里、中脘、关元等穴，以温中止泻，也可取神阙穴进行隔姜灸或隔附子灸。

（4）药物外治：慢性久泻者可用五倍子和醋调成糊状敷脐，也可取大肠、小肠、脾、胃、肝、肾、交感等耳穴，用王不留行籽耳穴贴压。

（5）推拿疗法：脾胃虚弱者，可取天枢、中脘等穴，逆时针方向行穴位按摩。

7. 预防调护

（1）起居有常，慎防外邪侵袭。注意调畅情志，避免思虑忧愁伤脾，保持心情舒畅，切忌烦躁郁怒。

（2）养成良好的饮食卫生习惯，饮食有节，以清淡、易消化、富有营养的食物为主；注意饮食卫生，不食生冷瓜果及不洁食物，不饮生水。

（3）提倡母乳喂养，避免在夏季时断奶，遵守添加辅食的原则，注意科学喂养。

（4）对感染性腹泻患儿进行隔离治疗，避免与患儿接触。

（5）注意气候变化，防止感受外邪，避免腹部受凉。

（6）适当控制饮食，减轻脾胃负担，对吐泻严重及伤食泄泻的患儿可暂时禁食，随着病情好转，逐渐增加饮食量。忌食油腻、生冷及不易消化的食物。

（7）保持皮肤清洁干燥，勤换尿布。每次大便后用温水清洗臀部。

（8）密切观察病情变化，及早发现变证。

（9）向患者及家属介绍相关保健知识，如泄泻不止，出现口渴、皮肤弹性下降、尿量减少、高热、心悸、烦躁等症状，应立即就医。

（10）加强锻炼，增强体质，可选择太极拳、八段锦、五禽戏等健身运动，使脾气旺盛，促进血脉流畅。

第四节　厌食

厌食是以较长时期厌恶进食、食量减少为特征的一种小儿常见病证。

中医古代文献中无小儿厌食的病名，但文献所载"不思食""不嗜食""不饥不纳""恶食"等病证表现与本病相似。

本病可发生于任何季节，但夏季暑湿当令之时可使症状加重。各年龄段儿童均可发病，以1～6岁多见。城市儿童发病率较高。患儿除食欲不振外，一般无其他明显不适，预后良好，但长期不愈者可致气血生化乏源，抗病能力低下，易患他病，甚至影响生长发育，转为疳证。

一、辨证论治

1. 脾失健运

证候：食欲不振，厌恶进食，食而乏味，食量减少，或伴胸脘痞闷、嗳气泛恶，大便不调，偶尔多食后则脘腹饱胀，形体尚可，精神正常，舌淡红，苔薄白或薄腻，脉尚有力。

证候分析：脾胃受纳、运化失健，故食欲不振，食量减少，胸脘痞闷，嗳气泛恶，大便不调，多食而脾胃负担加重则脘腹饱胀；病属轻浅，尚未影响气血，故精神如常，形体尚可；舌淡红，苔薄白或薄腻，脉尚有力，均为脾失健运之征。

辨证要点：厌食初期表现，除厌恶进食症状外，其他症状不显著，精神、形体如常。

治法：调和脾胃，运脾开胃。

主方：不换金正气散（《太平惠民和剂局方》）加减。

2. 脾胃气虚

证候：不思进食，食而不化，大便偏稀、夹不消化食物，面色少华，形体偏瘦，肢倦乏力，舌质淡，苔薄白，脉缓无力。

证候分析：脾胃气虚，运化失职，故不思进食，食而不化；兼水湿不运，则大便偏稀、夹不消化食物。脾主肌肉、四肢，脾胃气虚则形体失养，日久可见面色少华、形体偏瘦、肢倦乏力。舌质淡，苔薄白，脉缓无力，均为脾胃气虚之征。

辨证要点：不思乳食，面色少华，肢倦乏力，形体偏瘦。多见于脾胃素虚，或脾运失健，迁延失治者。

治法：健脾益气，佐以助运。

主方：异功散（《小儿药证直诀》）加味。

3. 脾胃阴虚

证候：不思进食，食少饮多，皮肤失润，大便偏干，小便短黄，甚或烦躁少寐，手足心热，舌红少津，苔少或花剥，脉细数。

证候分析：素体阴虚或热病伤阴，使得脾胃阴液受损，纳化迟滞，胃火偏亢，故不思进食，食少饮多；阴液不足，则皮肤失润，大便偏干，小便短黄；阴虚不能制阳，则烦躁少寐，手足心热；舌红少津，苔少或花剥，脉细数，均为脾胃阴虚之征。

辨证要点：食少饮多，大便偏干，舌红少苔，多见于温热病后或素体阴虚，或嗜食辛辣而伤阴者。

治法：滋脾养胃，佐以助运。

主方：养胃增液汤（验方）加减。

4. 肝脾不和

证候：厌恶进食，嗳气频繁，胸胁痞满，性情急躁，面色少华，神疲肢倦，大便不调，舌质淡，苔薄白，脉弦细。

证候分析：小儿肝常有余，脾常不足，或有情志失调，易现肝脾不和之证。木横侮土，脾失运化，故厌恶进食，嗳气频繁，胸胁痞满，大便不调；肝失疏泄，则性情急躁；气血生化乏源，失于濡养，则面色少华，神疲肢倦；舌质淡，苔薄白，脉弦细，为肝脾不和之征。

辨证要点：食少嗳气，胸胁痞满，神疲肢倦。多有情志失调史。

治法：疏肝健脾，理气助运。

主方：逍遥散（《太平惠民和剂局方》）加减。

二、中医护理

1. 起居调护

为患儿制订合理的作息时间表。督促家长配合矫正患儿的起居节律，并适当增加户外活动。同时，要定时通风，保证室内环境的温度、湿度、光线适宜，干净整洁。其次，要根据气候的变化，随时为患儿增减衣物；同时也要注意预防流感，避免带患儿去人多嘈杂的地方。

2. 饮食调护

（1）首先，要培养小儿良好的饮食习惯，做到饮食有节、定时定量，是预防和治疗本病的关键。同时，应提醒家长注意经常变换饮食的种类，以达到营养全面均衡，做到荤素、粗细搭配，也要避免偏食生冷肥甘厚味，饭前不宜吃零食。其次，要根据患儿的病证特点及年龄、体质等不同的特点，做到因证、因时、因地、因人施食。

（2）矫治厌食，不可单纯依赖药物，必须要纠正不良的饮食习惯，如贪吃零食、偏食、挑食、饮食不规律等。注意少进肥甘厚味、生冷干硬之类食品，更不能滥服补品、补药等。食物不要过于精细，鼓励患儿多吃蔬菜及粗粮。对患儿喜爱的某些食物，如豆腐乳、萝卜干等，应允其进食，以适口开胃。

3. 情志调护

首先要嘱咐家长避免对患儿的各种精神刺激，不要对其进行打骂、强迫其进食，以免使其产生拒食的逆反心理。同时，还要让患儿集中注意力吃饭，避免边吃边玩。其次，适当提高患儿对进食的兴趣，如邀请小伙伴与患儿一同进食，让患儿帮助家长择菜、洗菜等。

4. 用药调护

（1）保和片（丸），用于脾失健运证。

（2）山麦健脾口服液，用于脾失健运证。

（3）健胃消食口服液，用于脾胃气虚证。

（4）醒脾养儿颗粒，用于脾胃气虚证。

（5）逍遥颗粒，用于肝脾不和证。

5. 中医护理适宜技术

（1）推拿疗法

①脾失健运证：补脾土，运内八卦，清胃经，掐揉掌横纹，摩腹，揉足三里。

②脾胃气虚证：补脾土，运内八卦，揉足三里，摩腹，捏脊。

③脾胃阴虚证：揉板门，补胃经，运八卦，分手阴阳，揉二马，揉中脘。

④肝脾不和证：清肝经，运内八卦，补脾土，揉中脘，揉脾俞，摩腹。

（2）针灸疗法

①体针：取脾俞、足三里、阴陵泉、三阴交，平补平泻法，用于脾失健运证；取脾俞、胃俞、足三里、三阴交，补法，用于脾胃气虚证；取足三里、三阴交、阴陵泉、中脘、内关，补法，用于脾胃阴虚证；取肝俞，泻法；脾俞、胃俞、足三里，补法，用于肝脾不和证。以上各证均用中等刺激，不留针，每日1次，10次为1个疗程。

②耳针：耳穴取脾、胃、肾、神门、皮质下，用胶布粘王不留行籽贴按于穴位上，隔日1次，双耳轮换，10次为1个疗程。每日按压3～5次，每次3～5分钟，以稍感疼痛为度。

（3）香佩疗法

将中药研成细末，装入香囊中，日间将香囊固定于胸前（近膻中穴），夜间不佩戴时置于枕边。主要药物为苍术、肉桂、艾叶、佩兰、菖蒲、藿香等。用于脾虚失运证。

（4）敷贴疗法

①胡黄连、陈皮、枳壳各3g，三棱、莪术各6g，谷芽9g。研粉。每晚取10g，加醋润湿，敷贴于神阙穴及命门穴，晨起除之，每日1次。用

于脾失健运证。

②牙皂 30g，砂仁、茯苓、焦麦芽、焦神曲、焦山楂、肉豆蔻各 12g，党参、白术各 10g，川厚朴 9g，广木香 6g，冰片 2g，麝香 0.4g（粉碎），以凡士林调成膏状，敷于中脘、气海穴，每日 1 次，3 次为 1 个疗程。用于脾胃气虚证。

6.预防调护

（1）母乳喂养的婴儿在 4 个月后应逐步添加辅食。

（2）纠正不良饮食习惯，做到"乳贵有时，食贵有节"，不偏食、挑食，不强迫进食，饮食定时适量，荤素搭配，少食肥甘厚味、生冷坚硬等不易消化的食物，鼓励多食蔬菜及粗粮，勿随便服用补品补药。

（3）对儿童，尤其是婴幼儿，要注意调节饮食，掌握正确的喂养方法，饮食起居按时、有度。对先天不足，或后天脾弱失运的患儿，要加强饮食、药物调理，使之早日康复。

第五节　积滞

积滞是指小儿内伤乳食，停聚中焦，积而不化，气滞不行而形成的一种胃肠疾患。以不思乳食、脘腹胀满、嗳气酸腐、大便溏薄酸臭或便秘为特征。

本病一年四季均可发生，尤以夏季暑湿之时发病率最高。各年龄段小儿都可发病，婴幼儿多见。先天不足，脾胃素虚，人工喂养、病后失调者更易罹患。本病如能及时治疗，一般预后良好。少数患儿可因积滞日久，迁延失治，进一步损伤脾胃，导致气血生化乏源，影响小儿营养与生长发育而转为疳证，故前人有"积为疳之母，有积不治，乃成疳证"之说。

本病相当于现代医学的慢性消化不良、轻度营养不良症等，均可参考本节辨证施护。

一、辨证论治

1. 乳食内积

证候：不思乳食，嗳腐酸馊或呕吐食物、乳片，脘腹胀满，疼痛拒按，大便酸臭，哭闹不宁，夜眠不安，舌质淡红，苔白垢腻，脉象弦滑，指纹紫滞。

证候分析：此证常兼见于感冒、泄泻等病证中。乳食内积，脾胃受损，受纳运化失职，故不思乳食，脘腹胀满，疼痛拒按，大便酸臭；升降失调，故嗳腐酸馊或呕吐食物、乳片；舌质淡红，苔白垢腻，脉象弦滑，指纹紫滞，均为乳食内积之征。

辨证要点：多有乳食不节史，不思乳食，脘腹胀满，嗳吐酸腐，大便酸臭。

治法：消乳化食，和中导滞。

主方：乳积者，以消乳丸（《证治准绳》）加减。食积者，以保和丸（《丹溪心法》）加减。

2. 食积化热

证候：不思乳食，口干，脘腹胀满，腹部灼热，手足心热，心烦易怒，夜寐不安，小便黄，大便臭秽或秘结，舌质红，苔黄腻，脉滑数，指纹紫。

证候分析：乳食积滞日久，化热伤津。饮食积滞，脾失健运，气机不畅，故不思乳食，脘腹胀满；食积化热，耗伤津液，则口干，腹部灼热，手足心热，小便黄，大便臭秽或秘结；内扰心神故心烦易怒，夜寐不安；舌质红，苔黄腻，脉滑数，指纹紫，均为食积化热之征。

辨证要点：脘腹胀满，口干心烦，腹部皮肤灼热或手足心热，睡卧不宁。

治法：清热导滞，消积和中。

主方：枳实导滞丸（《内外伤辨惑论》）加减。

3. 脾虚夹积

证候：面色萎黄，形体消瘦，神疲肢倦，不思乳食，食则饱胀，腹满喜按，大便稀溏酸腥，夹有乳片或不消化食物残渣，舌质淡，苔白腻，脉细滑，指纹淡紫。

证候分析：本证因虚致积，脾胃虚弱，气血不充，故面色萎黄，形体消瘦，神疲肢倦；脾失健运，乳食停积，故不思乳食，食则饱胀，腹满喜按，大便稀溏酸腥，夹有乳片或不消化食物残渣；舌质淡，苔白腻，脉细滑，指纹淡紫，均为脾虚夹积之征。

辨证要点：面黄神疲，腹满喜按，嗳吐酸腐，大便酸腥、稀溏不化。

治法：健脾助运，消食化滞。

主方：健脾丸（《医方集解》）加减。

二、中医护理

1. 起居调护

保证居室环境清洁、安静，阳光充足，温湿度适宜。生活有规律，保证足够的睡眠时间，养成良好的生活习惯，保持大便通畅。

2. 饮食调护

注意调节饮食，乳食要定时定量。不吃零食，纠正偏食、挑食的习惯。要循序渐进地添加相适应的辅食，避免过多、过杂。避免贪凉饮冷、过食油腻。婴幼儿不宜食煎炸食品。乳食内积及停乳的婴儿暂不哺乳，不能强迫哺喂；呕吐酸馊食物时暂不必加辅食，可减少乳食量，进食米汤、菜粥等。脾虚食积者，饮食宜松软、清淡，可经常变换花样以增进食欲，要循序渐进添加辅食，避免多、杂。

3. 情志调护

本病易使小儿产生抑郁、焦虑的负性情绪。应积极仔细地倾听患儿诉说，及时觉察患儿的情绪变化，进行心理疏导，鼓励他们积极参与娱乐活动，使患儿情绪乐观、放松。

4. 用药调护

（1）常用中成药

①四磨汤口服液，用于乳食内积证。

②化积口服液，用于乳食内积证。

③保和丸，用于乳食内积证。

④枳实导滞丸，用于食积化热证。

⑤清热化滞颗粒，用于食积化热证。

⑥小儿香橘丸，用于脾虚夹积证。

（2）乳食内积者，中药汤剂宜浓煎，分次喂服，丸剂宜用温水溶化喂服；脾虚夹积者，中药汤剂宜温服，服药期间饮食宜温热。注意观察服药后的反应，如出现异常要及时处理。

5. 病时调护

密切观察患儿排泄物的量、色、性状及小儿神色、口唇、舌质、舌苔的变化，注意有无呕吐及腹痛，如发现任何异常，应立即通知医生，并酌情处理。

6. 中医护理适宜技术

（1）药物外治

①玄明粉 3g，胡椒粉 0.5g。共研细粉，置于患儿脐中，外盖纱布，胶布固定，每日换药 1 次。用于乳食内积证。

②六神曲、麦芽、山楂各 30g，槟榔、大黄各 10g，芒硝 20g。共研细末，以麻油调敷于中脘、神阙穴，先热敷 5 分钟后继续保留 24 小时。隔日 1 次，3 次为 1 个疗程。用于食积化热证。

（2）推拿疗法

①清胃经，揉板门，运内八卦，推四横纹，揉按中脘、足三里，推下七节骨，分腹阴阳。用于乳食内积证。

②同①法取穴，加清天河水、清大肠。烦躁不安加清心平肝、揉曲池。用于食积化热证。

③补脾经，运内八卦，摩中脘，清补大肠，揉按足三里。用于脾虚夹积证。

以上各证均可配合捏脊法。

（3）针灸疗法

①体针：主穴取足三里、中脘、梁门。乳食内积者，加内庭、天枢；积滞化热者，加曲池、大椎；烦躁者，加神门；脾虚夹积者，加四缝、脾俞、胃俞、气海。每次取3～5穴，中等刺激，不留针。实证以泻法为主，辅以补法；虚证以补法为主，辅以泻法。

②耳针：耳穴取胃、大肠、神门、交感、脾。每次选3～4穴，用王不留行籽贴压，左右交替，每日按压3～4次。

③点刺：取四缝穴，常规消毒后，用三棱针或采血针在穴位上快速点刺，挤压出黄白色黏液或血少许，每周2次，为1个疗程。用于乳食内积证。

7.预防调护

（1）调节饮食，合理喂养，乳食宜定时定量、富含营养、易于消化。忌暴饮暴食，过食肥甘炙煿、生冷瓜果、偏食零食及妄加滋补。

（2）根据婴儿生长发育的需要，按照月龄添加辅食，增强小儿脾胃功能。

（3）积滞患儿应暂时控制乳食，给予药物调理，积滞消除后再逐渐恢复正常饮食。

（4）饮食、起居要有规律，不吃零食，纠正偏食，少进肥甘厚腻之品，更勿乱服滋补品。

第六节　疳证

疳证是由喂养不当或多种疾病影响，导致脾胃受损，气液耗伤，不能濡养脏腑、经脉、筋骨、肌肤而形成的一种慢性消耗性疾病，临床以形体消瘦、面色无华、毛发干枯、精神萎靡或烦躁、饮食异常、大便不调为特征。

本病发病无明显季节性，各年龄段均可罹患，临床多见于 5 岁以下小儿。因其起病缓慢，病程迁延，不同程度地影响小儿的生长发育，严重者还可发展至阴竭阳脱，猝然变险，因而被古人视为恶候，列为儿科四大要证之一。近年来，随着人民生活水平的提高和医疗条件的改善，本病的发病率已明显下降，特别是重证患儿显著减少。本病经恰当治疗，绝大多数患儿均可治愈，仅少数重证或有严重兼证者预后较差。

西医学的小儿营养不良及多种维生素缺乏症等病证，可参照本节辨证施护。

一、辨证论治

1. 常证

（1）疳气

证候：形体略瘦，或体重不增，面色萎黄少华，毛发稀疏，不思饮食，腹胀，精神欠佳，性急易怒，大便干稀不调，舌质略淡，苔薄微腻，脉细有力，指纹淡。

证候分析：本证多为病之初起，脾虚健运失司则不思饮食，大便干稀不调；气机不畅则腹胀，性急易怒；脾虚失于濡养则精神欠佳，形体略瘦，或体重不增，面色萎黄少华，毛发稀疏。舌质略淡，苔薄微腻，脉细有力，指纹淡，均为疳气之征。

辨证要点：形体略瘦，食欲不振。常见于疳证初起阶段。

治法：调和脾胃，益气助运。

主方：资生健脾丸（缪仲淳方）加减。

（2）疳积

证候：形体明显消瘦，面色萎黄少华或面白无华，肚腹膨胀，甚则青筋暴露，毛发稀疏结穗，精神烦躁，夜卧不宁，或见揉眉挖鼻，吮指磨牙，动作异常，食欲不振，或善食易饥，或嗜食异物，舌质淡，苔白腻，脉沉细而滑，指纹紫滞。

证候分析：本证多由疳气发展而来，为疳证之病情较重者。积滞内停，壅塞气机，故肚腹膨胀，甚则青筋暴露；病久脾虚生化乏源，故形体明显消瘦，面色萎黄少华或面白无华，毛发稀疏结穗；胃有伏热、脾失健运则食欲不振，善食易饥，或嗜食异物；心肝之火内扰则精神烦躁，夜卧不宁，或见揉眉挖鼻，吮指磨牙，动作异常；舌质淡，苔白腻，脉沉细而滑，指纹紫滞，均为疳积之征。

辨证要点：形体明显消瘦，四肢枯细，肚腹膨胀，烦躁不宁。

治法：消积理脾，和中清热。

主方：肥儿丸（《医宗金鉴》）加减。

（3）干疳

证候：形体极度消瘦，皮肤干瘪起皱，大肉已脱，皮包骨头，貌似老人，毛发干枯，面色白，精神萎靡，懒言少动，啼哭无力，表情冷漠呆滞，夜寐不安，腹凹如舟，杳不思食，大便稀溏或便秘，舌质淡嫩，苔花剥或无，脉沉细弱，指纹色淡隐伏。

证候分析：干疳为疳之重证，多进入病证后期，气血俱虚，脾胃衰败。气阴衰竭，气血精微化源欲绝，无以滋养，故形体极度消瘦，皮肤干瘪起皱，大肉已脱，皮包骨头，貌似老人，毛发干枯，面色白；脾虚气衰，故精神萎靡，懒言少动，啼哭无力，表情冷漠呆滞，夜寐不安；舌质淡嫩，苔花剥或无，脉沉细弱，指纹色淡隐伏，均为干疳之征。

辨证要点：形体极度消瘦，精神萎靡，杳不思食。常见于疳证后期。

治法：补脾益气，养血活血。

主方：八珍汤（《正体类要》）加减。

2. 兼证

（1）眼疳

证候：两目干涩，畏光羞明，眼角赤烂，甚则黑睛混浊、白翳遮睛或有夜盲眼痒，舌质红，苔薄白，脉细。

证候分析：肝病及脾，肝阴不足，精血耗损，不能上荣于目，故两目干涩，畏光羞明，眼角赤烂，甚则黑睛混浊、白翳遮睛或有夜盲眼痒。

辨证要点：形体消瘦，两目干涩，畏光羞明，眼角赤烂。

治法：养血柔肝，滋阴明目。

主方：石斛夜光丸（《原机启微》）加减。夜盲选羊肝丸（《审视瑶函》）加减。

（2）口疳

证候：口舌生疮，甚或满口糜烂，秽臭难闻，面赤心烦，夜卧不宁，五心烦热，进食时哭闹，小便短黄，或吐舌、弄舌，舌尖红，苔薄黄，脉细数。

证候分析：脾病及心，心开窍于舌，心火上炎，故口舌生疮，甚或满口糜烂，秽臭难闻，面赤；心火扰神，故心烦，夜卧不宁，五心烦热。

辨证要点：形体消瘦，伴口舌生疮。

治法：清心泻火，滋阴生津。

主方：泻心导赤散（《医宗金鉴》）加减。

内服药的同时，可加外用冰硼散或珠黄散涂搽患处。

（3）疳肿胀

证候：足踝浮肿，眼睑浮肿，甚或颜面及全身浮肿，面色无华，神疲乏力，四肢欠温，小便短少，舌质淡嫩，苔薄白，脉沉迟无力。

证候分析：疳证日久，脾阳不振，脾病及肾，气不化水，水湿溢于肌表，故足踝浮肿，眼睑浮肿，甚或颜面及全身浮肿；脾阳不振，故面色无华，神疲乏力，四肢欠温，小便短少。

辨证要点：形体消瘦，伴肢体浮肿，按之凹陷难起。

治法：健脾温阳，利水消肿。

主方：防己黄芪汤（《金匮要略》）合五苓散（《伤寒论》）加减。

若浮肿明显，腰以下为甚，四肢欠温，偏于肾阳虚者，可用真武汤加减。

二、中医护理

1. 起居调护

病室保持空气新鲜，阳光充足，温度适宜，注意保暖，防止受凉，衣被尽量柔软，夏天可用温水擦浴，促使气血流通。重视皮肤护理，保持皮肤清洁干燥，勤洗澡，及时更换潮湿的尿布，保持衣服、床单的干燥，卧床患儿应勤翻身，防止受压部位发生压疮。加强口腔护理，特别是口疮患儿，可在口腔的疮面局部涂药以控制炎症，或选用中药制剂进行口腔护理。做好消毒隔离，勿与其他感染患儿同住一室，以防交叉感染。

2. 饮食调护

饮食尽量选用与患儿消化能力相符的食物，且要定时定量。给予患儿高热量、高蛋白、高维生素、低盐、低脂饮食。疳气者，饮食应以麦类为主，如易于消化又富含营养的面糊、面条、麦片、米粥等，忌油腻厚味；疳积者可少食多餐，忌生冷瓜果，可多喝肉汤、菜汤等；干疳者，若能进食则给予流质、半流质饮食，注意饮食调补，且要供给一定能量，不能进食者，应遵医嘱予静脉补液。

3. 情志调护

对性情急躁、脾气怪异及嗜食异物的患儿应耐心诱导，不要大声斥责，应积极疏导患儿，使其保持心情舒畅，鼓励患儿多参加户外娱乐活动或游戏，避免激动、焦躁等负面情绪，以防情绪变化而加重病情。

4. 用药调护

（1）中成药
①健儿素颗粒，用于疳气证。

②乐儿康糖浆，用于疳气证。

③疳积散，用于疳积证。

④化积口服液，用于疳积证。

⑤十全大补丸，用于干疳证。

⑥明目地黄丸，用于眼疳证。

（2）遵医嘱给予胃蛋白酶、胰酶或多酶片助消化。加用维生素 A、维生素 C、复合维生素 B 以改善代谢、促进食欲。眼疳患儿遵医嘱给予口服维生素 A 时，最好用滴管喂服；肌内注射维生素 A 时，应行深部肌内注射。中药汤剂以温热服用为宜，并观察用药后反应。

5. 病时调护

加强巡视，密切观察患儿的形体、精神、面色、毛发、饮食、皮肤、哭声的变化，注意小儿体位及头部位置是否适当，若见眼部出血、疼痛、分泌物增多及其他变化，应及时通知医生，并酌情处理。虫证患儿应特别注意腹痛情况，观察面色、呕吐及二便的变化。如发现面色苍白、剧烈呕吐、四肢厥冷、大便秘结等症状，此为虫聚肠中，梗阻肠道，或虫患窜心之危候，需立即通知医生，重症及有并发症的患儿应防止出现阴阳离绝的危象。

6. 中医护理适宜技术

（1）推拿疗法

①疳气证：补脾经，补肾经，运八卦，揉板门，足三里，捏脊。每日1次。

②疳积证：补脾经，清胃经、心经、肝经，捣小天心，分手阴阳、腹阴阳。每日1次。消瘦者手法宜轻。

③干疳证：补脾经、肾经，运八卦，揉二马、足三里。每日1次。过于消瘦者不用。

（2）捏脊疗法：可用于疳气证、疳积证，极度消瘦者慎用。

（3）针灸疗法

①体针：主穴取合谷、曲池、中脘、气海、足三里、三阴交。配穴取

脾俞、胃俞、痞根（奇穴，腰 1 椎旁开 3.5 寸）。中等刺激，不留针。每日 1 次，7 日为 1 个疗程。用于疳气证、疳积轻证。烦躁不安、夜眠不宁加神门、内关；脾虚夹积、脘腹胀满者，加刺四缝；气血亏虚重者，加关元；大便稀溏者，加天枢、上巨虚。

②刺四缝：取四缝穴，常规消毒后，用三棱针或采血针在穴位上快速点刺，挤压出黄白色黏液或血少许，每周 3 次。用于疳积证。

7. 预防调护

（1）提倡母乳喂养，乳食定时定量。按时按序添加辅食，要遵循先稀后干、先素后荤、先少后多的原则，逐渐添加，以免引起腹泻。适时断奶，断乳后，给予易消化且富含营养的食物。

（2）合理安排小儿的生活起居，保证其充足的睡眠时间，经常户外活动，呼吸新鲜空气，多晒太阳，增强体质。

（3）纠正不良饮食习惯，饮食物要富含营养、易于消化。避免过食肥甘滋补、暴饮暴食、贪吃零食、挑食、饥饱无常等。

（4）定期测量小儿的身高、体重，并进行体格检查，观察小儿生长发育是否正常，发现体重不增或减轻、食欲减退时，要尽快查明原因，及时加以治疗。

（5）对于病情较重的患儿要加强全身护理，防止褥疮及眼疳、口疳等兼证的发生。

病毒性心肌炎

病毒性心肌炎是由病毒侵犯心脏，引起局限性或弥漫性心肌炎性病变为主的疾病，部分可累及心包或心内膜。临床可见心悸、胸闷、乏力、气短、面色苍白、肢冷、多汗等症状。常继发于感冒、麻疹、流行性腮腺炎、腹泻等病毒感染性疾病之后，多数患儿预后良好，但少数可发生心源性休克、心力衰竭，甚则猝死，也有的迁延不愈而形成顽固性心律失常。

本病多见于 3～10 岁儿童，一年四季皆可发病。古代医籍中无本病名专门记载，根据本病的主要临床症状，可归属于中医学风温、心悸、怔忡、胸痹、猝死等范畴。

一、辨证论治

1. 风热犯心

证候：发热恶寒，或低热延绵或不发热，鼻塞流涕，咽红肿痛，咳嗽有痰，肌痛肢楚，短气心悸，胸闷胸痛，舌红苔薄，脉浮数或结代。

证候分析：风热邪毒客于肺卫，正邪相争，卫阳抗邪而浮盛于外，则发热或低热延绵；外邪束表，肺失宣畅，鼻窍不利，津液为热邪所灼，故鼻塞流涕；风热袭肺，肺失清肃，津液输布不利，聚而生痰，肺气上逆，故咽红肿痛，咳嗽有痰；邪气与气血相搏，肌肤失养，肌痛肢楚；痰热内盛，壅塞肺气，则胸闷胸痛；邪毒入里，侵及心脉，心失所养，则短气心悸，脉结代。

辨证要点：胸闷胸痛，心悸气短，咽痛，恶寒发热，舌红苔薄，脉浮数或结代。

治法：疏风清热，解毒护心。

主方：银翘散（《温病条辨》）加减。

2. 湿热侵心

证候：寒热起伏，全身酸痛，恶心呕吐，腹痛腹泻，面色晦暗，倦怠乏力，胸部憋闷，心悸气短，善太息，舌质红，苔黄腻，脉濡数或结代。

证候分析：湿热邪毒束表，卫气被遏，肌表失于温煦，则寒热起伏；湿热邪毒侵袭肌肉、关节，气血运行不畅，全身肌肉酸痛；湿热阻滞中焦，纳运失健，气机阻滞，故腹痛腹泻，恶心呕吐；湿热内侵心脉，则心悸胸闷，脉结代；舌红，苔黄腻，脉濡数，均为湿热之象。

辨证要点：胸闷心悸，寒热起伏，恶心呕吐，腹泻。

治法：清热化湿，宁心通脉。

主方：中焦宣痹汤（《温病条辨》）加减。

3. 气阴两虚

证候：心悸怔忡，胸闷气短，少气懒言，神疲倦怠，头晕目眩，烦热口渴，自汗盗汗，失眠乏力，舌质红、少津，脉细数或结代。

证候分析：邪毒内舍于心，耗伤气阴，心脉失养，阴不制阳，则心悸不宁，夜寐不安，脉细数或结代；气虚则少气懒言，神疲倦怠；气阴不足，不能上承于头目，脑失充养，故头晕目眩，失眠；阴虚生内热，则烦热口渴，舌质红、少津。

辨证要点：心悸胸闷，神疲乏力，烦热口渴，舌质红、少津，脉细数或结代。

治法：益气养阴，宁心安神。

主方：生脉散（《医学启源》）加减。

4. 痰瘀互结

证候：心悸气短，胸闷憋气或心痛如针刺，脘腹满闷，恶心泛呕，面色晦暗，唇甲青紫，舌质紫暗，舌边尖有瘀点，舌苔腻，脉滑或结代。

证候分析：病程日久，肺脾受损，痰浊内生，阻滞气机，故脘腹满闷，恶心泛呕；久病必瘀，痰瘀互结，阻于心脉，故心悸，胸闷憋气或心痛如针刺，面、舌、唇甲紫暗，脉结代。

辨证要点：胸闷憋气，或心痛如针刺，脘腹满闷，唇甲青紫，舌质紫暗。

治法：活血化瘀，豁痰开痹。

主方：瓜蒌薤白半夏汤（《金匮要略》）合失笑散（《太平惠民和剂局方》）加减。

5. 心阳虚衰

证候：心悸怔忡，胸闷不舒，面色苍白，四肢不温，头晕自汗，甚则大汗淋漓，四肢厥冷，口唇及指（趾）发紫，呼吸浅促，舌质淡暗，舌苔薄白，脉细数或脉微欲绝。

证候分析：心阳虚弱，鼓动无力，气血运行不畅，故头晕、心悸、怔忡；阳虚则自汗；胸阳不振，心血不畅，则胸闷不舒；阳气不达面部四末，则面色苍白，四肢不温；若阳气暴脱，宗气大泄，则见大汗淋漓，四肢厥冷，口唇及指（趾）青紫，呼吸浅促，脉微欲绝。

辨证要点：心悸乏力，面色苍白，四肢不温，自汗，呼吸浅促，脉细欲绝。

治法：益气回阳，救逆固脱。

主方：参附龙牡救逆汤（验方）加减。

二、中医护理

1. 起居调护

注意休息，避免过度疲劳，不宜剧烈运动。急性期应卧床休息 3～6

周，重者宜 6 个月～1 年。待热退后 3～4 周，心力衰竭得到控制，心律失常好转，心电图改变好转时，可逐渐增加活动量。

2.饮食调护

（1）饮食宜清淡、富有营养，忌食过于甘肥厚腻及辛辣之品，不饮浓茶。

（2）心力衰竭患者需要进食低盐、低脂食物。加大纤维素食物摄取量，多食用水果、绿色蔬菜以补充足够的维生素 C，促进心肌代谢与修复，防止便秘。

3.情志调护

应主动热情地与患者沟通，明确阐述病情演变过程与后期结果，避免患者过于焦急。并安排亲友探视，调整患者心态，使其更加积极乐观地进行治疗。

4.用药调护

（1）生脉饮，用于气阴两虚证。

（2）玉丹荣心丸，用于气阴两虚。

5.病时调护

密切观察患儿病情变化，一旦发现患儿心率明显增快或减慢、严重心律失常、呼吸急促、面色青紫，应立即采取各种抢救措施。

6.中医护理适宜技术

（1）针灸疗法

①体针：主穴取心俞、巨阙、间使、神门、血海，配穴取大陵、膏肓、丰隆、内关。用补法，得气后留针 15～20 分钟，每日 1 次。用于心律失常。

②耳针：取心、交感、神门、皮质下，或用王不留行籽压穴，用胶布

固定，每日按压。

（2）**敷贴疗法**：取膻中、厥阴俞或巨阙、心俞穴。将黄芪、沙参、丹参、党参、苦参按比例配制研末，制成药膏，再将冰片粉撒于药膏表面，用胶布粘贴于穴位，每日穴位敷贴1次，两组穴交替使用。

7. 预防调护

（1）增强体质，积极预防呼吸道或肠道病毒感染。

（2）尽量保持安静，以减轻心肌负担，减少耗氧量，必要时可予镇静剂。

第一节　注意力缺陷多动障碍

注意力缺陷多动障碍，是一种较常见的儿童时期行为障碍性疾病。临床以与年龄不相应的注意缺陷、多动冲动为主要特征。本病可归属于中医"脏躁""躁动"范畴，由于患儿智能接近正常或完全正常，但活动过多，思想不易集中，导致学习成绩下降，故又常归属于"健忘""失聪"一类。

本病多见于学龄期儿童，男孩多于女孩。发病与遗传、环境、教育、产伤等有一定关系。本病预后较好，绝大多数患儿到青春期逐渐好转，活动过多的症状消失，但注意力不集中、性格异常可继续存在。

一、辨证论治

1. 心肝火旺

证候：多动不安，冲动任性，急躁易怒，注意力不集中，做事莽撞，或好惹扰人、常与人打闹，或面赤烦躁，大便秘结，小便色黄，舌质红或舌尖红，苔薄或薄黄，脉弦或弦数。

证候分析：心火亢则热扰心神，神失所藏，故注意力不集中，心烦不安，舌尖红甚或舌体生疮；肝火旺则肝阳易亢，故多动不安，冲动任性，性情急躁易怒，脉弦或弦数；面赤，大便秘结，小便色黄，舌质红，均为阳热之象。

辨证要点：多动多语，冲动任性，急躁易怒，大便秘结，舌质红，脉弦。

治法：清心平肝，安神定志。

主方：安神定志灵（冷方南，等．《儿童多动症临床治疗学》）加减。

2. 痰火内扰

证候：多动多语，烦躁不安，冲动任性，难以制约，兴趣多变，注意力不集中，胸中烦热，懊恼不眠，纳少口苦，便秘尿赤，舌质红，苔黄腻，脉滑数。

证候分析：痰火内扰，心神不宁，故多动多语，烦躁不安，冲动任性，烦热懊恼；火扰肝胆则口苦；痰邪困脾，脾不藏意，故纳少，兴趣多变；痰火灼津则便秘尿赤；舌质红，苔黄腻，脉滑数，均为痰火盛之象。

辨证要点：多动多语，烦躁不宁，懊恼不眠，舌质红，苔黄腻，脉滑数。

治法：清热泻火，化痰宁心。

主方：黄连温胆汤（《六因条辨》）加减。

3. 肝肾阴虚

证候：多动难静，急躁易怒，冲动任性，难于自控，神思涣散，注意力不集中，难以静坐，或有记忆力欠佳、学习成绩下降，或有遗尿、腰酸乏力，或有五心烦热、盗汗、大便秘结，舌质红，苔少，脉细弦。

证候分析：肾阴亏虚，水不涵木，肝阳上亢，故多动难静，急躁易怒，冲动任性，难于自控；肾水不能上济于心，水火失济，心神不宁，故神思涣散，注意力不集中，难以静坐，记忆力欠佳；肾气不充，下元不固，故腰酸乏力，遗尿；阴虚内热，则见五心烦热，盗汗，口干咽燥，舌质红，苔薄少，脉细弦。

辨证要点：注意力不集中，记忆力欠佳，多动难静，急躁易怒，五心烦热，舌红，苔少，脉细弦。

治法：滋养肝肾，平肝潜阳。

主方：杞菊地黄丸（《医级》）加减。

4. 心脾两虚

证候：神思涣散，注意力不能集中，神疲乏力，形体消瘦或虚胖，多动而不暴躁，言语冒失，做事有头无尾，睡眠不熟，记忆力差，伴自汗盗汗，偏食纳少，面色无华，舌质淡，苔薄白，脉虚弱无力。

证候分析：中焦脾虚，气血化源不足，心失所养，故神思涣散，注意力不能集中，言语冒失，睡眠不实，记忆力差；脾虚失运，故面色无华，偏食纳少，神疲乏力，形体消瘦；舌质淡，苔薄白，脉虚弱无力，为心脾两虚、气血不足之象。

辨证要点：神思涣散，记忆力差，多动而不暴躁，神疲乏力，脉细弱。

治法：养心安神，健脾益气。

主方：归脾汤（《正体类要》）合甘草小麦大枣汤（《金匮要略》）加减。

二、中医护理

1. 起居调护

保证儿童有规律性的生活，培养良好的生活习惯。

2. 饮食调护

（1）饮食宜清淡而富有营养，忌多食甜品及肥腻辛辣之品。

（2）保证患儿营养，补充蛋白质、水果及新鲜蔬菜，避免食用有兴奋性和刺激性的饮料和食物。

3. 情志调护

（1）对待患儿要循循善诱，耐心教导，调其情志，切不可歧视、打骂。

（2）给予患儿良好的教育和正确的心理疏导，不可在精神上施加压力，以免引起对立情绪。

（3）关心体谅患儿，对其行为及学习进行耐心的帮助与训练，要循序渐进，不责骂、体罚，稍有进步即应给予表扬和鼓励。

4. 用药调护

①静灵口服液，6～14岁每服10mL，每日2次。用于肝肾阴虚证。

②杞菊地黄丸，每服丸药3～5g，或口服液5～10mL，每日2～3次。用于肝肾阴虚证。

③知柏地黄丸，每服3～5g，每日2～3次。用于肝肾阴虚、虚火上炎证。

④归脾丸，每服3～5g，每日2～3次。用于心脾两虚证。

⑤柏子养心丸，每服3～5g，每日2～3次。用于心脾两虚证。

⑥小儿智力糖浆，用于心肾不足、痰浊阻窍证。

⑦多动宁胶囊，用于肝肾阴虚证。

5. 中医护理适宜技术

（1）推拿疗法：补脾经，揉内关、神门，按揉百会，摩腹，按揉足三里，揉心俞、肾俞、命门，捏脊，擦督脉、膀胱经第一侧线。

（2）针灸疗法

①体针：主穴取内关、太冲、大椎、曲池，配穴取百会、四神聪、隐白、神庭、心俞。捻转进针，用泻法，不留针。每日1次。

②耳针：取心、神门、交感、脑点。浅刺不留针，每日1次。或用王不留行籽压穴，取穴同上。

6. 预防调护

（1）注意防止小儿脑外伤、中毒及中枢神经系统感染。

（2）注意早期发现小儿的异常表现，及早进行疏导及治疗，防止攻击性、破坏性及危险性行为发生。

（3）加强围产期保健，防止妊娠期疾病及产伤，不得近亲婚配。

（4）出生后注意饮食调理，增强体质。

（5）努力营造一个和谐、温馨的家庭和社会环境。

（6）合理安排作息时间，养成良好的生活及学习习惯。

第二节　惊风

惊风是小儿常见的一种急重病证，临床以抽搐、昏迷为主要症状。其证候可概括为四证八候，四证即痰、热、惊、风；八候指搐、搦、掣、颤、反、引、窜、视。惊风发作时，四证常混同出现，难以截然分开；八候的出现表示惊风已在发作，但惊风发作时不一定八候全都出现。惊风分为急惊风和慢惊风两大类。凡起病急暴，八候表现急速强劲，病性属实属阳属热者，为急惊风；起病缓，病久中虚，八候表现迟缓无力，病性属虚属阴属寒者，为慢惊风。慢惊风若出现纯阴无阳的危重证候，称为慢脾风。

本病是小儿时期常见的一种恶候，被列为古代儿科四大证之首，此病一般以1～5岁的小儿为多见，年龄越小，发病率越高，一年四季均可发生。本病的病情变化迅速，不仅威胁着小儿的生命，还会影响到小儿的智力发育。

西医学的小儿惊厥，可参照本节辨证施护。

一、辨证论治

（一）急惊风

1. 外感风热

证候：起病急骤，发热，鼻塞，流涕，咽红，咳嗽，头痛，烦躁，神昏，抽搐，舌质红，苔薄黄，脉浮数，指纹青紫。

证候分析：风热外侵，首犯肺卫，郁于肌表，邪正交争，故发热、鼻塞、流涕、咽红、咳嗽；邪气入里化热，扰乱心神，引动肝风，故烦躁、神昏、抽搐；舌质红，苔薄黄，脉浮数，均为外感风热之征。本证常见于西医学的热性惊厥。

辨证要点：冬春之季，发热，神昏，抽搐，咽红，脉浮数。

治法：疏风清热，息风镇惊。

主方：银翘散（《温病条辨》）加减。

2. 温热疫毒

证候：麻疹、流行性腮腺炎等疫病过程中，出现高热不退，神昏，四肢抽搐，头痛呕吐，烦躁口渴，舌质红，苔黄，脉数。

证候分析：温热疫毒未能及时清解，邪热扰心，神明失主，故烦躁不安、神昏；热灼筋脉，引动肝风，则抽搐、双目上视。

辨证要点：冬春季节，高热，神昏，抽搐，头痛呕吐，舌质红，苔黄。

治法：平肝息风，清心开窍。

主方：羚角钩藤汤（《重订通俗伤寒论》）加减。

3. 暑热疫毒

证候：起病急骤，持续高热，神昏谵语，反复抽搐，头痛项强，呕吐，或嗜睡，或皮肤出疹发斑，口渴便秘，舌质红，苔黄，脉弦数。严重者可发生呼吸困难等危象。

证候分析：暑为阳邪，化火最速，故见高热；暑邪直中心包，扰乱神明，闭塞心窍则神昏谵语；火极生风，肝风内动，故反复抽搐、头痛项强；暑易伤津耗液，故口渴、便秘；邪入营血，迫血外溢，故皮肤出疹、发斑。本证常见于西医学流行性乙型脑炎。

辨证要点：盛夏季节，持续高热，神昏谵语，反复抽搐，头痛项强，呕吐。

治法：清热祛暑，开窍息风。

主方：清瘟败毒饮（《疫疹一得》）加减。

4. 湿热疫毒

证候：持续高热，昏迷，谵妄烦躁，频繁抽搐，腹痛呕吐，大便黏腻或夹脓血，舌质红，苔黄腻，脉滑数。

证候分析：湿热疫毒壅阻肠腑，气滞不行，故腹痛呕吐，大便脓血；内迫营血，直犯心肝，故昏迷、抽搐；舌质红，苔黄腻，脉滑数，均为湿热侵袭之象。本证常见于西医学中毒性菌痢。

辨证要点：夏秋季节，急起高热，反复惊厥，腹痛呕吐，排黏液脓血便。

治法：清热化湿，解毒息风。

主方：黄连解毒汤（《肘后备急方》）合白头翁汤（《伤寒论》）加减。

5. 暴受惊恐

证候：平素情绪紧张，胆小易惊，暴受惊恐后出现惊惕不安，喜投母怀，面色乍青乍白，甚则抽搐、神志不清，大便色青，脉律不整，指纹紫滞。

证候分析：小儿元气未充，心神怯弱，若暴受惊恐，神无所归，则惊惕不安；惊则气乱，恐则气逆，风痰上扰，蒙蔽清窍，故抽搐；神志不清；面色乍青乍白，大便色青，均为惊恐之征象。

辨证要点：有惊吓病史，抽搐，惊惕不安，面色乍青乍白。

治法：镇惊安神，平肝息风。

主方：琥珀抱龙丸（《活幼心书》）合朱砂安神丸（《内外伤辨惑论》）加减。

（二）慢惊风

1. 脾虚肝旺

证候：抽搐无力，时作时止；精神萎靡，嗜睡露睛，倦怠乏力，面色萎黄，纳呆便溏，时有肠鸣，舌质淡，苔白，脉沉细。

证候分析：常发生于婴幼儿。久泻伤脾，土虚木乘，木旺生风，故见抽搐；脾虚则面色萎黄，精神萎靡；脾运失健，湿滞内生，故纳呆便溏。

辨证要点：抽搐无力，时作时止，精神萎靡，面色萎黄，嗜睡露睛。

治法：温中补虚，缓肝理脾。

主方：缓肝理脾汤（《医宗金鉴》）加减。

2. 脾肾阳虚

证候：手足震颤或蠕动；神萎昏睡，面白无华或灰滞，口鼻气冷，额汗不温，四肢厥冷，溲清便溏，舌质淡，苔薄白，脉沉微。

证候分析：本证属慢脾风证。阳虚寒水上泛，则面色无华或灰滞；阳气不运，温煦失职，故口鼻气冷，四肢厥冷，额汗不温，甚则昏睡；虚极而生内风，则见手足震颤或蠕动。

辨证要点：暴泻久泻之后，精神委顿，额汗不温，四肢厥冷，手足蠕动、震颤。

治法：温补脾肾，回阳救逆。

主方：固真汤（《证治准绳》）加减。

3. 阴虚风动

证候：肢体拘挛或强直，抽搐时轻时重；精神疲惫，形容憔悴，面色萎黄，或时有潮红，虚烦低热，手足心热，易出汗，大便干结，舌绛少津，苔少或无苔，脉细数。

证候分析：急惊风后，痰热伤津，阴不潜阳，筋脉失养，则肢体拘挛或强直；阴虚内热，则虚烦低热，手足心热，易汗出，面色潮红；大便干结，舌质绛，少津，脉细数等，均为阴虚内热之象。

辨证要点：急惊风后，肢体拘挛或强直，低热，舌质绛，苔少，脉细数。

治法：育阴潜阳，滋水涵木。

主方：大定风珠（《温病条辨》）加减。

二、中医护理

1. 起居调护

保持居室环境安静和空气流通，避免强光和噪音。进行护理操作时动作要轻柔，避免一切不必要的刺激。加强口腔护理，口腔溃疡者可涂锡类散或西瓜霜。重视皮肤护理，可用中药汤剂擦浴，及时更换尿片及衣服，便后及时用温水擦浴，以防压疮的发生。床旁设置防护床挡，防止患儿坠地摔伤。专人守护，以防惊风发作时受伤。发作时应有人守候在患儿身旁，避免碰伤、坠伤，不可强行按压，以免造成骨折。

2. 饮食调护

饮食宜清淡素食。惊厥发作时禁忌任何饮食，包括饮水。抽搐停止后给予清淡易消化的饮食。昏迷者给予鼻饲；高热惊厥者，应及时补充液体，以素流质或素半流质为宜，防止津液耗伤；痰涎壅盛者可予白萝卜汁或荸荠汁；肝肾阴虚者宜食滋阴清补之品，如银耳汤、猪肝汤等，忌温热动火之品；脾肾阳虚者，平时加强饮食调补，宜给予健脾温肾、易于消化的食物，如山药、核桃、龙眼肉、红枣等。

3. 情志调护

减少对患儿的刺激，一切检查、护理工作应尽可能集中进行，以免多次扰动患儿，其他时间不要无事打扰。如患儿有自卑、退缩、孤独等心理障碍，应配合家长对患儿进行鼓励、疏导，创造条件使患儿参加娱乐活动，使其心情舒畅，情志条达。消除紧张和恐惧情绪，使患儿避免因恐惧、惊慌而诱发病情。

4. 用药调护

（1）常用中成药

①儿童回春颗粒，用于急惊风外感风热者。

②八保惊风散，用于急惊风感受疫毒所致者。

③牛黄镇惊丸，用于急惊风感受疫毒所致者。

④小儿惊风散，用于急惊风暴受惊恐所致者。

（2）中药宜浓煎，少量频服，不可强行灌服，抽搐时不宜喂服中药。一般药物遵医嘱按时按量服用，且要遵循"急惊合凉泻，慢惊合温补"的原则。出现抽搐症状时，遵医嘱准确、迅速给药，观察用药后的疗效。

5. 病时调护

注意观察患儿抽搐发作的次数及每次持续的时间。慢惊风的八候不明显时，应密切观察呼吸、脉搏、血压、瞳孔、面色的变化，注意是否有八候的表现，并及时采取相应的护理措施。惊风发作时不可搬移，应立即抢救。将患儿平放于床上，头侧向一边，以便痰涎及呕吐物流出。松解患儿的衣领，减轻其咽喉部阻力，保持呼吸道通畅，用开口器或清洁纱布包裹的压舌板放于上下白齿间，以防咬破舌体，切勿强制按压、牵拉，以防骨折；高热患儿，及时给予物理或药物降温，保持呼吸道通畅，必要时给予氧气吸入。发作时应有人守候在患儿身边，以免碰伤、坠伤。观察有无喉间痰鸣及其他伴随症状、体征，及时向医生报告，并做好护理记录。惊风反复发作者，嘱家长通过游戏等方式观察患儿有无耳聋、肢体活动障碍等神经系统后遗症，如发现异常，及时诊治。

6. 中医护理适宜技术

（1）体针：急惊风外感风热者，取人中、合谷、太冲、手十二井或十宣、大椎穴。其中人中穴向上斜刺，用雀啄法；手十二井或十宣点刺放血；其他各穴施捻转泻法，强刺激。感受湿热疫毒者，取人中、中脘、丰隆、合谷、内关、神门、太冲、曲池穴，施提插捻转泻法。暴受惊恐者，取印堂、内关、神门、阳陵泉、四神聪、百会穴，施捻转泻法。留针不超过20分钟。慢惊风主方，可取百会、印堂、气海、足三里等穴。脾虚肝旺者，加脾俞、太冲；脾肾阳虚者，加脾俞、肾俞、关元；阴虚风动者，加太溪、太冲、风池。诸穴均用补法。

（2）耳针：取心、肝、交感、神门、皮质下，毫针强刺激。惊风发作时，可针刺或指掐水沟、十宣、合谷、百会、涌泉等穴，牙关紧闭者，指掐下关、颊车、合谷等穴，或用生乌梅擦牙，使其抽搐尽快停止。慢惊风属脾阳虚者，可艾灸足三里、关元、中脘等穴，以疏通经络，调和气血，补益脾肾；耳穴取交感、神门、皮质下、心、肝、脾，毫针中刺激，或用王不留行籽贴压。高热抽搐者，应及时采取降温措施。

（3）灸治：取大椎、脾俞、命门、关元、气海、百会、足三里穴。用于脾虚肝亢证、脾肾阳虚证。

7. 预防调护

（1）对于发热患儿，尤其既往有热性惊厥史者，要及时控制体温，必要时加服抗惊厥药物。

（2）对于惊风发作中的患儿，切勿强制按压，以防骨折。要采取头侧位，保持呼吸道通畅，及时清除鼻腔、口腔分泌物，必要时吸痰；可将压舌板用纱布包裹，放在患儿上下牙齿之间，防止咬伤舌体。

（3）严密监测患儿的面色、瞳孔、体温、血压、心率、呼吸等情况。抽搐时间较长者，应给予吸氧。

（4）积极治疗原发病，防止惊厥反复发作。

（5）按计划进行免疫接种，预防传染病。

（6）根据患儿及家长的接受能力选择适当的方式向其解释惊风的基本护理知识，如保持安静的重要性等。

（7）向患儿家长讲解惊风的预防及急救处理原则，如高热惊风的患儿日后发热仍有可能出现惊风，应告知家长，并向其介绍物理降温的方法。

（8）讲解惊风发作时的急救方法，如发作时应就地抢救，针刺（或指压）人中穴，保持安静，不能摇晃、大声喊叫或抱着患儿往医院跑，以免加重惊风或造成机体的损伤。

/ 第八章 / 肾系疾病

第一节 水肿

水肿为小儿时期常见的病证，是由于多种原因导致体内水液潴留，泛溢肌肤，引起头面、眼睑、四肢甚至全身浮肿及小便短少。水肿既是一个有独立意义的病证，又是多种疾病的一个症状，有阳水、阴水之分。一般来说，阳水病程短，预后较好；阴水病程长，且反复发作，预后较差。

西医学的肾源性水肿、心源性水肿、营养不良性水肿、内分泌失调性水肿等，均可参照本节进行辨证施护。

一、辨证论治

1. 常证

（1）风水相搏

证候：水肿多先从眼睑开始，继而四肢，甚则全身浮肿，颜面为甚，皮肤光亮，按之凹陷即起，小便少，或有尿血，伴有发热、恶风、咳嗽，苔薄白，脉浮。

证候分析：风性向上，善行而数变，故浮肿首见于头面，渐及周身，肌肤浮肿，按之凹陷即起；水聚肌肤，水湿内聚，故小便短少；夹有湿热，蕴于下焦膀胱，伤及血络，可见尿血；发热、恶风、咳嗽，为风邪犯于肺卫，肺失清肃；苔薄白、脉浮，为表邪之征。

辨证要点：起病急，颜面浮肿，渐及全身，伴风热或风寒表证。

治法：疏风利水。

主方：麻黄连翘赤小豆汤（《金匮要略》）加减。

（2）湿热内侵

证候：稍有浮肿或水肿不显，烦热口渴或见口苦口黏，小便黄赤短少，甚至尿血，舌质红，舌苔黄或黄腻，脉偏数。或近期有疮毒史。

证候分析：本证系湿热下注，水气与邪毒并走于内，故见稍有浮肿或浮肿不明显；湿热留注膀胱，故见小便黄赤、短少；热伤血络，则为血尿；湿热为患，热盛者烦热口渴，湿盛者口苦口黏；舌质红，舌苔黄或黄腻，脉偏数，均为湿热之象。

辨证要点：水肿，血尿，烦热口渴，舌红，苔黄腻。部分患者由皮肤疮疖引起。

治法：清热利湿。

主方：三妙丸（《医学正传》）合导赤散（《小儿药证直诀》）。

（3）肺脾气虚

证候：浮肿明显或者不著，面色少华而苍白，体倦乏力，纳差，易出汗，易感冒，大便溏，舌苔白，质偏淡，脉缓弱。

证候分析：素体虚弱或者久病体虚，肺脾两虚，水液代谢失常，故见浮肿；肺气虚，故面色少华或苍白；卫表不固，易出汗，易感冒；脾虚则湿困而见精神倦怠；脾虚纳运失常，故见纳差、便溏等；舌苔白，质偏淡，脉缓弱，为脾虚气血乏源之征。

辨证要点：头面肿甚，自汗出，易感冒，纳呆便溏，自汗，气短乏力。

治法：健脾益气。

主方：参苓白术散（《太平惠民和剂局方》）合玉屏风散（《医方类聚》）。

（4）脾肾两虚

证候：面色㿠白，全身浮肿，以腰腹下肢为甚，按之深陷难起。偏于脾阳虚者，大便多溏，脘腹闷胀；偏于肾阳虚者，多见腰酸怕冷，尿淡而频，夜间尤甚，舌胖质淡或有齿痕，苔白，脉沉细。

证候分析：脾以阳为运，脾虚则不能转输水湿，肾阳虚则气不化水，泛滥肌肤，故面色㿠白，全身浮肿，按之凹陷难起；水湿在下，故腰腹下肢肿甚；脾虚运化失职，故大便溏稀，脘闷腹胀；肾阳虚，命门火衰，可见腰酸怕冷，尿淡而频，夜间为甚；舌胖质淡，苔白，脉细无力，均为脾肾阳虚证候。

辨证要点：高度浮肿，面白无华，畏寒肢冷，小便短少不利，舌淡苔白，脉沉细无力。

治法：温肾健脾。

主方：偏肾阳虚者选真武汤（《伤寒论》），偏脾阳虚者选实脾饮（《重订严氏济生方》）。

2. 变证

（1）水凌心肺

证候：肢体浮肿，咳嗽，气急，心悸，胸闷，烦躁不能平卧，口唇青紫，指甲发绀，舌苔白或白腻，脉细数无力。

证候分析：水气上逆，射肺凌心，肺失肃降，心失所养，则咳嗽气急，胸闷心悸；气为血帅，气滞则血瘀，故口唇青紫，指甲发绀；心阳虚衰，则悸动不安，脉细数无力；水湿泛滥，则舌苔白或白腻。

辨证要点：全身水肿，呛咳，气急，心悸，烦躁，不能平卧。

治法：泻肺逐水，温阳扶正。

主方：己椒苈黄丸（《金匮要略》）合参附汤（《正体类要》）。

（2）邪陷心肝

证候：肢体浮肿头痛，眩晕，视物模糊，烦躁，甚或抽搐、昏迷，舌质红，苔黄糙，脉弦。

证候分析：热毒之邪郁于肝经，耗损肝阴，使肝气横逆，肝阳上亢。厥阴之脉上巅顶而络目系，故头痛，眩晕，视物模糊；肝主筋，筋失濡养，筋脉拘急，可致抽搐；肝风内动，神明受扰，则见抽搐、昏迷；舌红，苔黄糙，脉弦，皆为热毒内犯之候。

辨证要点：头痛，眩晕，呕吐，视物模糊，甚或惊厥昏迷。

治法：平肝潜阳，泻火泄热。

主方：龙胆泻肝汤（《医方集解》）加减。

（3）水毒内闭

证候：全身浮肿，尿少或尿闭，头晕，头痛，恶心呕吐，甚或昏迷，舌苔腻，脉弦。

证候分析：由于肾气不足，开合不利，浊邪壅塞三焦，气机升降失常，水毒内闭，致水湿泛滥则全身浮肿，尿少，尿闭；肾为胃之关，与膀胱相表里，浊阴阻滞，邪无出处，上逆于胃，故恶心，呕吐；水毒上蒙清窍，则头痛，甚或昏迷。

辨证要点：尿少尿闭，头晕，呕吐，纳差，嗜睡甚或昏迷，舌苔腻。

治法：辛开苦降，辟秽解毒。

主方：温胆汤（《三因极一病证方论》）合附子泻心汤（《伤寒论》）。

二、中医护理

1. 起居调护

保持病室整洁、安静、冷暖适宜。脾阳不振者病室温暖向阳，保暖防寒，预防外邪侵袭。急性期和病情严重者应绝对卧床休息，眼睑及头面部水肿较甚者，宜抬高头部；胸腹腔积水者，宜取半坐卧位；下肢肿甚者，应抬高下肢；长期卧床者应定时翻身。水肿消退后可适当锻炼，以不疲劳为度。注意个人卫生，保持皮肤清洁，勤洗澡，勤换衣，勤剪指（趾）甲，穿宽松、柔软、透气的棉织品，预防肌肤疮痍。注意口腔卫生，饭后以清水漱口，及时发现口腔隐患，如龋齿、牙龈炎、口腔溃疡、扁桃体肿大等，并进行治疗。

2. 饮食调护

水肿患者饮食宜清淡、易消化、富有营养、低盐或无盐，少食多餐，戒烟限酒，忌辛辣、海腥等食物以防水肿复起。每日盐摄入量不超过 3g，严重水肿者应进无盐饮食。补充高生物效价蛋白质，蛋白质摄入量每日每千克体重在 0.8～1.0g。严格控制摄入水量，以"量出为入"为原则，每日进水量＝前一天的尿量＋500mL。高热者予流质或半流质饮食。风水泛滥者可食用芹菜饮、冬瓜汤、赤小豆粥等以清热利水；浮肿尿少者可频饮赤小豆汤以利消肿，以尿量增多、肿退为度；湿毒浸淫者可选食豆类、瓜类、菠菜等清热化湿之品；水湿浸渍者宜食健脾利水、渗湿舒筋之品，可食薏苡仁粥、鲤鱼赤小豆汤等；湿热壅结者，饮食宜清淡，多食冬瓜粥等，以清热利水；脾阳不振者忌生冷、烈酒，少食产气食物，如牛奶、豆类、红薯等；肾虚水泛者予补肾利水之品，如黑芝麻、核桃等。尿少尿黄时多予清凉饮料，如绿豆汤、西瓜汁等清热解毒、利水消肿。水肿明显兼高血压者，可用玉米须食疗方。

3. 情志调护

风水泛滥者，因病情来势迅速，多有恐惧、忧虑、急躁情绪，应多体贴、关心患者，及时做好解释工作，使其配合治疗。水湿浸渍、脾肾阳虚者，起病缓慢、久病不愈，往往对治疗信心不足，应耐心鼓励、劝导患者，避免过度情志刺激而加重病情。指导家属给予精神安慰，使患者得到家庭和社会的支持。

4. 用药调护

（1）常用中成药

①济生肾气丸，用于脾肾两虚证。

②六味地黄口服液，用于肝肾阴虚证。

③肾炎舒片，脾肾阳虚、水湿内停证。

（2）疏风利水剂不可久煎，要趁热服下，同时服热饮料，以助药力。脾阳不振者，中药汤剂宜饭前温服。风水相搏者，中药汤剂宜热服，服后盖被安卧，观察汗出情况。水湿浸渍者，服药时易泛呕欲吐，应少量多次服药，或在服药前用生姜片擦舌以利止呕；攻下逐水汤剂，药宜浓煎，空腹少量频服，记录二便的量及次数，中病即止。湿热蕴结者可行中药保留灌肠，或用疏利湿热汤剂分治表里，使水气从二便而去，记录药后小便量及大便次数。正确指导患者服用降压药和免疫抑制剂，及时观察不良反应。大量使用利尿药后，注意尿量和电解质的变化。使用激素类和免疫抑制剂要定期监测血常规、肾功能，不可随意减量或漏服。使用抗凝药物要定时监测出凝血时间，观察有无出血倾向。肌内注射和静脉注射要严格无菌操作，拔针后按压注射部位时间要长，一般以不渗液为宜。

5. 病时调护

观察水肿的起始部位、程度、消长规律及小便的色、质、量、次数，记录24小时出入量。定时测腹围、血压、体重。测量体重应使用同一体重计，时间宜为早餐前、排尿后，并尽量穿同重量的衣物称重。用攻下逐水药后注意观察和记录大便次数。阳虚水泛者，观察有无胸闷、气急等症状，喘促者予半卧位，氧气吸入。瘀水交阻者，加强观察24小时出入量。观察神志、呼吸、血压、心律、呕吐等情况，及时发现危重症及变证。若见严重少尿或尿闭、口有尿味、面色萎黄、衄血，甚至惊风抽搐、昏迷等，为肝肾衰败、水毒内闭重症；若并见小便不通与呕吐，为关格重症，应及时报告医师，并配合抢救。行肾组织活检者要注意观察有无血尿及腰痛等情况发生。

6. 中医护理适宜技术

（1）针灸疗法

①体针：选三焦俞、肾俞、水分、气海、复溜等穴。阳水者加肺俞、列缺、偏历、合谷。咽痛配少商，血压高配曲池、太冲。阴水者或阳水恢复期可加用脾俞、足三里、阴陵泉。脾肾两虚者可取肾俞、腰阳关、委中、命门。阳水初期采用平补平泻，阴水或阳水后期可用补法。每日1次，10次为1个疗程。

②耳针：取肺、肾、脾、膀胱、交感、肾上腺、腹等穴。每次选2～3穴，毫针中等刺激，隔日1次，两耳轮换使用，10次为1个疗程。

③灸法：于脊柱两旁腧穴处或涌泉穴以艾条灸疗，每日1次。用于急性肾衰竭。

（2）灌肠疗法：大黄10g，黄柏20g，槐花15g，败酱草10g，车前草

20g，益母草 20g，黄芪 20g，龙骨 10g，牡蛎 10g。每剂煎至 200mL，每次 100mL（婴儿 50mL），每日 2 次，保留灌肠。7 日为 1 个疗程。用于水毒内闭证。

（3）低频脉冲穴位刺激疗法：选用特定的穴位，如肾俞、膀胱俞、涌泉、足三里，临床随证取穴，以超低频电脉冲刺激。每日 1 次，每次 20 ~ 30 分钟，7 日为 1 个疗程。用于各个证型。

水肿可用王不留行籽贴压肾俞、输尿管、膀胱等穴，或穴位敷贴复溜、水分、关元、三阴交、足三里等穴，可利水消肿。湿毒浸淫已有溃疡者可外敷拔毒膏，或新鲜蒲公英、马齿苋、野菊花各等量，洗净捣烂外敷。水湿浸渍者可选用中药洗浴。肾虚水泛、脾阳不振者可艾灸脾俞、肾俞、三阴交、命门、阳陵泉、委中等穴以温补肾阳，或行拔火罐、药熨、热敷、远红外线照射等疗法。芒硝外敷局部水肿部位亦可清热利水消肿。泛恶欲呕者可指压内关、合谷等穴以降逆止呕，或在舌上滴生姜汁以助止呕，或选脾、肾、胃等穴行耳穴压豆。

7. 预防调护

（1）水肿病程缠绵、易反复，故须注意康复期调摄，起居有常，动静适度，注意四时气候变化，尤其冬春感冒流行时节，更应预防外邪侵袭，预防感冒，保持皮肤清洁，彻底治疗各种皮肤疮疖，锻炼身体，增强体质，提高抗病能力。

（2）注意个人卫生，防止因疖肿、疮痍而诱发水肿。适当参加体育锻炼，可选择太极拳、八段锦、五禽戏等健身运动，以促进血脉流畅，增强体质。急性肾炎患儿发病早期应卧床休息，待血压恢复正常，其他症状消退或基本消失，可逐渐增加活动。肾病综合征患儿明显水肿时应卧床休息，平时勿剧烈活动。

（3）饮食宜清淡、富营养、易消化，忌食海鱼、虾、蟹、辛辣刺激之品。切忌暴饮暴食。限制水钠摄入，每日摄入食盐 1 ~ 2g 为宜，但不宜长期忌盐。有氮质血症时应给予优质蛋白，并限量摄入，每日 0.5g/kg 为宜。急性期注意采用优质低蛋白饮食。

（4）肾病患儿短时间内应避免免疫接种。尽量避免使用对肾有损害的药物。

（5）肾病复发率较高，系统治疗很关键，应鼓励患儿家长树立战胜疾病的信心。积极调节情志，释放不良情绪，培养愉悦心情，精神愉快则气血和畅，营卫流通，有利于体质的改善。

第二节　遗尿

遗尿是因肾气不足、膀胱虚冷所致，以5周岁以上的儿童夜间不能自主控制排尿，经常睡中小便自遗，醒后方觉为主要临床表现的病证，又称"遗溺""尿床"。

本病多发生于3～12岁儿童，男孩多于女孩，部分有家族遗传倾向。本病持续时间长短不一，可呈一时性，也可持续数日、数月甚至数年。若长期不愈，会使儿童心理负担过重，产生自卑感，甚至影响其性格、智力的发育。

西医学的遗尿，可参照本节辨证施护。

一、辨证论治

1. 下元虚寒

证候：睡中经常遗尿，醒后方觉，天气寒冷时加重，小便清长，神疲乏力，面色少华，形寒肢冷，腰膝酸软，舌淡，苔薄白或白滑，脉沉细或沉弱。

证候分析：肾气虚弱，膀胱虚冷，制约不力，则睡中经常遗尿；肾虚则真阳不足，命门火衰，故神疲乏力，面色少华，形寒肢冷；腰为肾府，肾主骨生髓，肾虚则腰膝酸软；下元虚寒，故小便清长，舌淡脉沉。

辨证要点：遗尿日久，次数较多，伴见形寒肢冷等虚寒诸症。本证患儿体质多弱，病程较长，迁延难愈。

治法：温补肾阳，固摄止遗。

主方：菟丝子散（《太平圣惠方》）合桑螵蛸散（《本草衍义》）加减。

2. 肺脾气虚

证候：睡中遗尿，日间尿频而量多，面色少华或萎黄，神疲乏力，纳少便溏，自汗，动则多汗，易感冒，舌淡，苔薄白，脉弱无力。

证候分析：脾肺气虚，中气下陷，膀胱失约，故小便自遗；气虚不能固表，故自汗出，动则多汗，易感冒；脾肺气虚，输化无权，气血不足，故面色少华、神疲乏力、食少便溏等。

辨证要点：夜间遗尿，日间尿频，伴神疲乏力，便溏，自汗，易感冒。

治法：补肺健脾，固摄小便。

主方：补中益气汤（《脾胃论》）合缩泉丸（《魏氏家藏方》）加减。

3. 心肾失交

证候：梦中遗尿，寐不安宁，多梦易惊，烦躁叫扰，多动少静，记忆力差，或五心烦热，形体较瘦，舌红苔少，脉沉细数。

证候分析：心肾失交，水火不济，心火亢于上，则寐不安宁，烦躁叫扰，多梦易惊，多动少静；肾阴亏于下，膀胱失约，则梦中遗尿；水亏阴虚，骨髓不充，脑髓失养，则记忆力差；五心烦热，形体较瘦，舌红苔少，脉沉细数，均为水亏火亢之征。

辨证要点：梦中遗尿，伴见寐不安宁，多梦易惊，五心烦热。

治法：清心滋肾，安神固脬。

主方：交泰丸（《韩氏医通》）合导赤散（《小儿药证直诀》）加减。

4. 肝经湿热

证候：睡中遗尿，小便量少色黄，气味腥臊，性情急躁，夜卧不安或梦语龄齿，甚者目睛红赤，舌红，苔黄腻，脉滑数。

证候分析：湿热内蕴，郁于肝经，下迫膀胱，故睡中遗尿；热蕴膀胱，灼烁津液，则尿臊色黄，尿量短少；湿热郁结化火，肝火偏亢，故性情急躁，甚者目睛红赤；肝火内扰心神，则夜卧不安或梦语龄齿；舌红，苔黄腻，脉滑数，均为湿热内蕴之象。

辨证要点：睡中遗尿，小便量少，色黄味臊，兼见夜间龄齿，性情急躁，目睛红赤。

治法：清利湿热，泻肝止遗。

主方：龙胆泻肝汤（《太平惠民和剂局方》）加减。

二、中医护理

1. 起居调护

保持病室环境安静、舒适、寒暖适宜。肾气不足或肺脾气虚者应注意保暖；肝经湿热者病室温度不宜过高，褥垫不宜过厚，衣被不可过暖，保持一定的湿度。指导患儿入睡前排空膀胱，内裤宜宽松。肾气不足者睡前可用温水泡足，睡时用暖水袋暖足；肝经湿热者睡前可用冷水搓面，温水泡足。一旦发生遗尿，应及时更换衣被，保持皮肤清洁干燥。

2. 饮食调护

肾气不足者饮食不宜过咸，以免伤肾，平日可食芡实、莲子、大枣粥以补肾固摄，冬季可食狗肉、羊肉以温补肾阳；脾肺气虚者宜选择营养丰富、易消化吸收的食物，如以山药、莲子、大枣煮粥，以健运脾胃之气；肝经湿热者饮食宜清淡，忌食辛辣刺激、肥甘厚味的食物，多食新鲜水果和蔬菜。白天可正常饮水，晚餐最好少进流质饮食，睡前要控制饮水量，以减少遗尿的发生。

3. 情志调护

嘱家长多与患儿沟通、交流，了解遗尿的诱发因素，消除患儿紧张的情绪及羞涩、自卑的心理，使其肝气条达，疏泄调畅，从而建立治疗与康复的信心，以便积极配合治疗。

4. 用药调护

（1）五子衍宗丸，用于下元虚寒证。

（2）缩泉丸，用于下元虚寒之轻证。

（3）补中益气丸，用于肺脾气虚证。

（4）龙胆泻肝丸，用于肝经湿热证。

按时按量服用中药汤剂，宜白天服用，以减少夜尿量。

5. 病时调护

观察小便的次数、量、颜色、气味及伴随症状，以判断病情。观察并记录遗尿发生的时间、规律，以便按时提前唤醒患儿起床排尿，逐步使其养成自主控制排尿的习惯。

6. 中医护理适宜技术

（1）针灸疗法

①体针：主穴取百会、神门、关元、气海、中极、三阴交、肾俞、膀胱俞。下元虚寒加命门、太溪；肺脾气虚证加肺俞、脾俞；心肾不交加内关、遗尿点；肝经湿热加行间、中极。

②灸法：取关元、中极、三阴交穴，艾条雀啄灸，每穴 10 分钟。

（2）推拿疗法：揉丹田 200 次，摩腹 20 分钟，揉龟尾 30 次。较大儿童可用擦法。取关元、中极、三阴交、肾俞、膀胱俞、夜尿点（掌面小指第 2 指关节横纹中点处）等行穴位按摩，每日 1 次。

（3）敷贴疗法：取膀胱、肾、脾、三焦、心、脑及神门等穴，用王不留行籽行耳穴贴压。取五味子、桑螵蛸、补骨脂各 40g，共研细末，姜汁调匀，每次 1 贴，外敷脐部，晨起取下。每晚 1 次。

（4）行为疗法

①膀胱功能训练：白天鼓励患儿多饮水，尽量延长两次排尿之间的时

间间隔，并鼓励患儿在排尿过程中中断 1 ～ 10 秒再把尿排尽，以训练膀胱括约肌功能，达到自主控制排尿的目的。

②夜间叫醒法：掌握患儿夜间排尿规律，家长定时唤醒孩子排尿，较大患儿可用闹钟唤醒。鼓励患儿醒后自主排尿，以站起后主动排尿为目的。

7. 预防调护

（1）指导患儿注意休息，培养良好的生活习惯，适当控制活动，白天不要过度玩耍，防止过度疲劳及精神紧张，养成每日午睡的习惯，避免夜间睡眠太深而不能自醒排尿。加强身体锻炼，以增强体质。

（2）晚间入睡前 2 小时禁止饮水，或食用含水分较多的食物和利尿食品。

（3）夜间尿湿后要及时更换衣裤、被褥，保持干燥及外阴部清洁。

（4）指导家长临睡前唤醒患儿排尿一次，并逐渐将唤醒排尿时间延至晨起，或留心观察患儿睡眠中的动作，如睡中突然手足舞动或翻转不安，应唤醒其排尿，以培养患儿醒觉排尿的习惯。

（5）指导家长耐心教育和引导患儿，不要羞辱、斥责及惩罚，以消除患儿的紧张心理，使之树立战胜疾病的信心，积极配合治疗。

第三节　尿频

尿频是儿科临床常见病症，以小便频数为特征。本病可归属于中医学"淋证"范畴。泌尿系感染、结石、肿瘤、白天尿频综合征等现代医学疾病均可出现尿频。

本病多发于学龄前儿童，尤以婴幼儿时期发病率最高，女孩多于男孩。经过恰当治疗，本病多预后良好。少数泌尿系感染患儿反复发作，可形成慢性病变。

一、辨证论治

1. 湿热下注

证候：起病较急，小便频数短赤，尿道灼热疼痛，尿液淋沥混浊，小腹坠胀，腰部酸痛，婴儿则时时啼哭不安，排尿时哭闹。常伴有发热、烦躁口渴、恶心呕吐，舌质红，苔薄腻、微黄或黄腻，脉数有力。

证候分析：湿热内蕴，下注膀胱，或湿热化火，见小便频数短赤，尿道灼热疼痛，腰部疼痛；婴儿不能诉说，故常啼哭不安；湿热郁蒸，营卫失和，故发热；火炎于上，热灼津液，故烦躁口渴；湿热内蕴，中焦受困，胃失和降，故恶心呕吐；舌质红，苔薄腻、微黄或黄腻，脉数有力，均为湿热俱盛之象。

辨证要点：起病急，尿频，尿急，尿痛，小便短赤，舌红苔腻。

治法：清热利湿，通利膀胱。

主方：八正散（《太平惠民和剂局方》）加减。

2. 脾肾两虚

证候：病程日久，小便频数，淋沥不尽，尿液不清，神倦乏力，面色萎黄，食欲不振，甚则畏寒怕冷，手足不温，大便稀薄，眼睑浮肿，舌质淡或有齿痕，苔薄腻，脉细弱。

证候分析：本病迁延日久，或起病缓慢，湿热未化，脾肾气虚，气不化水，故小便频数，淋沥不尽，尿液不清；脾气不足，健运失司，后天失调，故神疲乏力，面色萎黄，饮食不振，大便稀薄；舌质淡或有齿痕，苔薄腻，脉细无力，均为脾肾气虚之象。肾阳不足明显者，则见畏寒怕冷，手足不温。

辨证要点：病程长，小便频数，淋沥不尽，无尿痛、尿热，神倦乏力，面黄，纳差，便溏。

治法：温补脾肾，升提固摄。

主方：缩泉丸（《魏氏家藏方》）合参苓白术散（《太平惠民和剂局方》）加减。

3. 阴虚内热证

证候：病程日久，小便频数或短赤，低热，盗汗，颧红，五心烦热，咽干口渴，唇干，舌红，舌苔少，脉细数。

证候分析：小儿素体阴虚，或久病伤阴，肾阴亏耗，虚热内生，热移下焦，故见小便频数短涩、低热、盗汗、五心烦热等症状；唇干舌红，舌苔少，脉细数，均为阴虚内热的表现。

辨证：反复发作，小便频数，伴低热、盗汗、颧红、五心烦热，舌红，苔少，脉细数。

治法：滋阴补肾，清热降火。

主方：知柏地黄丸（《医方考》）加减。

二、中医护理

1. 饮食调护

饮食宜清淡、有营养，多食水果和蔬菜，忌食辛辣、烟酒、肥甘厚腻等生湿助火之品。

2. 情志调护

避免忧思多虑和劳累过度等复发因素。肝郁气滞者多因病情急而痛苦，难以名状而紧张不安，更加重病情，故当加强情志护理，避免不良刺激，对抑郁者进行疏导，对善怒者要稳定其情绪。配合内养功、放松功等锻炼，使患儿保持恬淡心境。通过听音乐、读书看报等方法移情易性，解除患儿的思想顾虑。

3. 用药调护

（1）中成药

①济生肾气丸，用于偏于脾肾阳虚者。

②三金片，用于湿热下注者。

③热淋清颗粒，用于湿热下注者。

（2）药物外治：金银花 30g，蒲公英 30g，地肤子 30g，苦参 20g，通草 6g，水煎坐浴。每日 1～2 次，每次 30 分钟。用于湿热下注证。

4. 病时调护

注意观察饮水量、进食量及种类、尿量及体重等变化，并做好记录。

5. 中医护理适宜技术

（1）推拿疗法：揉丹田 200 次，摩腹 20 分钟，揉龟尾 30 次。较大儿童可用擦法，横擦肾俞、八髎，以热为度。用于脾肾气虚证。

（2）针灸疗法

①急性期：主穴取委中、下髎、阴陵泉、束骨。配穴，热重加曲池，尿血加血海、三阴交，少腹胀痛加曲泉，寒热往来加内关，腰痛取耳穴肾、腰骶区。

②慢性期：主穴取委中、阴谷、复溜、照海、太溪。配穴，腰背酸痛加关元、肾俞；多汗补复溜、泻合谷；尿频、尿急、尿痛加中极、阴陵泉；气阴两虚加中脘、照海；肾阳不足加关元、肾俞。

6. 预防调护

（1）注意个人卫生，常洗会阴与臀部，防止外阴部感染。

（2）勤换尿布和内裤，不穿开裆裤，不坐地玩耍。

（3）注意多饮水，少食辛辣食物；虚证患儿要增加饮食营养，加强锻炼，增强体质。

/第九章/　传染病

第一节　麻疹

麻疹是因感受麻疹时邪，侵犯肺脾两经所致，以发热恶寒、咳嗽咽痛、鼻塞流涕、泪水汪汪、出现麻疹黏膜斑及全身红色斑丘疹、皮疹消退后有糠麸样脱屑和色素沉着斑为主要临床表现的一种急性出疹性传染病。在古代被列为儿科四大要证之一。

本病一年四季均可发病，好发于冬春季节；任何年龄均可发病，6个月至5岁小儿多见。其传染性较强，常可引起流行。患病后若能及时治疗，合理调护，疹点按期有序布发，为顺证，预后良好。若邪毒炽盛，患儿年幼体弱，调治失当，邪毒内陷，可产生逆证，甚至危及生命。患病后一般可获终身免疫。

西医学的麻疹，可参照本节辨证施护。西医学亦称"麻疹"，病原是麻疹病毒。20世纪70年代中期，通过采取麻疹减毒活疫苗的基础免疫、加强免疫接种等有效措施，麻疹的发病率显著下降。但发病者有以6个月以下儿童和成人多见的趋势，且临床非典型麻疹病例也有增多的趋势，表现为症状较轻，病程较短，重证、逆证少见。

一、辨证论治

1. 顺证

（1）邪犯肺卫（初热期）

证候：发热2～3日，在口腔两颊近臼齿黏膜处可见麻疹黏膜斑，为

0.5～1mm 的白色小点，周围红晕，1～2 日可累及整个颊黏膜。伴恶风，头身痛，鼻塞流涕，咳嗽，双目畏光、红赤，泪水汪汪，咽红肿痛，精神不振，纳食减少，舌边尖红，苔薄黄，脉浮数，指纹淡紫。

证候分析：麻毒时邪由口鼻侵入，肺卫失宣，故见发热，咳嗽，鼻塞流涕；麻毒上熏苗窍，则见目赤畏光，泪水汪汪，麻疹黏膜斑。麻疹黏膜斑是早期诊断麻疹的依据。如接种过麻疹减毒活疫苗而发病者，其症状多较轻而不典型，病程亦较短。

辨证要点：发热，咳嗽，流涕，泪水汪汪，畏光羞明，麻疹黏膜斑。

治法：辛凉透表，清宣肺卫。

主方：银翘散（《温病条辨》）加减。

（2）邪炽肺脾（见形期）

证候：发热 3～4 日，于耳后、发际、颈项、头面、胸腹、四肢顺序出现红色斑丘疹，稠密、紫红，伴壮热、烦躁、咽红肿痛，咳嗽加重，目赤眵多，纳差，口渴欲饮，大便秘结，小便短赤，舌质红绛，苔黄腻，脉洪数，指纹紫。

证候分析：麻毒热邪在肺卫不解，热毒炽盛，邪蕴肺脾，正邪交争，毒泄肌肤，故见高热不退，烦躁口渴；皮疹透发，始见于耳后、发际，继而头面、颈部、胸腹、四肢，最后手心、足底、鼻准部见疹即为麻疹透齐。肺热清肃失职，则咳嗽加剧。皮疹、尿赤、便秘，舌红苔黄，脉洪数或指纹紫滞，均为热毒炽盛之象。同时须注意观察各种逆证征象，早期发现，防止邪毒内陷。

辨证要点：高热不退，烦躁口渴，发热起伏如潮，皮疹透齐。

治法：清热解毒，透疹达邪。

主方：清解透表汤（验方）加减。

（3）肺胃阴伤（收没期）

证候：出疹后 3～4 日，皮疹按出疹顺序开始消退，皮肤有糠麸样脱屑和色素沉着，发热减退，神宁疲倦，纳食增加，口干少饮，咳嗽减轻，或声音嘶哑，大便干结，舌红少津，苔薄，脉细数，指纹淡紫。

证候分析：临床见于麻疹顺证后期及非典型麻疹病例。正能抗邪，毒随疹泄，肺胃阴伤，故见皮疹依次渐回、发热已退、胃纳转佳、舌红少津、脉细数等邪退正复阴虚证候。

辨证要点：发热渐退，皮疹渐回，糠麸样脱屑和色素沉着。

治法：养阴益气，清解余邪。

主方：沙参麦冬汤（《温病条辨》）加减。

2. 逆证

（1）邪毒闭肺

证候：壮热持续，烦躁，精神萎靡，咳嗽气喘、憋闷，鼻翼扇动，呼吸困难，喉间痰鸣，口唇发绀，面色青灰，不思进食，皮疹融合、稠密、紫暗或见瘀斑，乍出乍没，大便秘结，小便短赤，舌质红绛，苔黄腻，脉滑数，指纹紫滞。

证候分析：此属麻疹过程中逆变重证之一，合并肺炎喘嗽。邪毒闭肺，灼津炼液为痰，痰热阻肺，肺气郁闭，则壮热持续，咳喘，痰鸣，鼻扇；肺气郁闭，气滞血瘀，心血不畅，则见口唇发绀；邪毒内攻，则见疹出不畅；邪毒炽盛，则见疹稠、紫暗或见瘀斑。病情进一步加重，易见心阳暴脱之危候。

辨证要点：高热不退，咳嗽气急，喉间痰鸣，鼻翼扇动，疹出不畅或疹稠、紫暗。

治法：清热解毒，宣肺开闭。

主方：麻黄杏仁甘草石膏汤（《伤寒论》）加减。

（2）邪毒攻喉

证候：高热不退，咽喉肿痛或溃烂，吞咽不利，饮水呛咳，声音嘶哑，咳声重浊，声如犬吠，喉间痰鸣，咳嗽气促，喘憋，呼吸困难，胸高胁陷，面唇发绀，烦躁不安，皮疹融合、稠密、紫暗或见瘀斑，舌质红，苔黄腻，脉滑数，指纹紫。

证候分析：本证为逆证中之危重证。热毒炽盛则身热不退，疹点稠密、紫暗；热毒循经上攻咽喉则咽喉肿痛；热盛灼津为痰，痹阻气道，则见咳如犬吠，喉间痰鸣，甚则吸气困难；气滞血瘀，则面唇发绀。须防喉头梗阻、肺气闭塞之危证。

辨证要点：咽喉肿痛，咳声如吠，声音嘶哑，吸气困难，疹稠紫暗。

治法：清热解毒，利咽消肿。

主方：清咽下痰汤（验方）加减。

（3）邪陷心肝

证候：高热不退，烦躁不安，神昏谵妄，四肢抽搐，喉间痰鸣，皮疹融合、稠密、紫暗或见瘀斑，大便秘结，小便短赤，舌紫绛，苔黄燥起刺，脉弦数，指纹紫、达命关。

证候分析：本证为麻疹逆证中危重证之一，麻毒炽盛，内陷厥阴，故出现高热不退、四肢抽搐、舌质红绛、脉象弦数等肝风内动及神志昏迷、烦躁谵妄等热闭心神证候；邪毒炽盛，入营动血，故见皮疹稠密，聚集成片，疹色紫暗。

辨证要点：高热，神昏，抽搐，皮疹稠密紫暗，舌质红绛。

治法：平肝息风，清心开窍

主方：羚角钩藤汤（《重订通俗伤寒论》）加减。

二、中医护理

1. 起居调护

保持居室空气流通，经常通风换气。对于住院患儿宜单间或同病同室，避免与其他病种患儿接触。采取呼吸道隔离至出疹后5日、有合并症者延至疹后10日、接触的易感儿隔离观察21日的隔离措施。患儿病室保持温度为22～24℃，湿度为50%～60%，每日开窗通风、换气至少2次，对空气进行紫外线消毒2次，保持空气新鲜、光线柔和，避免阳光直接照射患儿眼睛。患儿宜远寒远热，避免直接吹风受寒。患儿衣着、被盖适宜，勿过多过厚。在其发病过程中以微汗为佳，及时更换汗湿的衣被。保证安静卧床休息至皮疹消退，减少不必要的探视，预防继发感染。患儿餐具、洗漱用品应专用，鼻咽部分泌物及痰液应消毒，生活垃圾由专业机构统一集中焚烧。初期发热起伏，出疹时热势更高，随疹毒外透，故此时不可见热退热，必须注意保持下肢的温暖，忌用酒精擦浴、冷敷等，以免影响透疹，导致并发症。保持皮肤清洁，疹退脱屑、皮肤瘙痒时，要勤剪指甲，避免抓破皮肤，引起感染。注意口腔卫生，可用生理盐水含漱，如有口腔溃疡，可涂锡类散、青黛散等。鼻腔分泌物要及时清除，使鼻腔通畅、清洁。经常拍背、翻身，保持呼吸道通畅。

2. 饮食调护

由于麻疹是全身性的疾病，在患儿的呼吸道黏膜、胃肠道黏膜都出疹子，患儿常常食欲不好，大便次数增多，甚至有腹泻情况，所以一定要给孩子吃容易消化、清淡、营养丰富的流食、半流食，如米汤、豆浆、米粥、面片汤等。嘱患儿多饮水，可鼓励患儿多饮果汁等，以补充高热时体液的消耗，必要时补液。麻疹伴发的高热会消耗大量体能，并且容易导致患儿食欲下降、呕吐，因此患儿营养素的摄入量减少，必须给予合理的饮食护理。常更换食物品种，并做到少食多餐，以增加食欲，利于消化。恢复期应添加高蛋白、高能量及多种维生素食物。忌食油腻、鱼腥发物、辛辣厚味食物；忌食酸涩收敛之品，以免影响麻疹透发。初热期饮食宜温热，兼有发热或口渴欲饮者，多饮水及热汤，或予芫荽粥以利排毒透疹，忌辛辣、生冷，若骤用寒冷，易导致麻毒内伏。出疹期忌油腻辛辣及不易消化的食物，皮疹未出齐者可选鲜芦根、鲜茅根煎水代茶饮以助汗透疹，也可用芹菜粥助疹透发。恢复期宜多食养阴食品，如木耳、百合等，避免饮食过量，不可纵口，忌荤腥浓烈之味。

3. 情志调护

由于患儿身体的不适，加之对住院环境陌生，对各种检查、治疗均不适应，容易出现心理问题，因此，护士要根据患儿的不同年龄，采取不同的心理护理。护士应态度和蔼，语言温柔，向患儿及家属讲解本病的病因、发病特点、诊疗原则及预后，减轻其恐惧心理，告之麻疹临床预后好、无后遗症，以解除其思想压力，保持良好情绪，促进疾病康复。与患儿多交谈沟通，营造安全、宽松的环境，提高患儿对医护人员的信任度和治疗护理的合作度。

4. 用药调护

中药汤剂宜浓煎，少量多次，频频喂服。麻疹初起用芦根煮汤或一味葱白浓煎，时时予之，但得微汗即解。若患儿喉中痰多，可加服猴枣散等。在出疹期不可轻易使用退热药物，以免皮疹骤没，导致麻毒内陷。麻疹收没期、麻疹顺证一般可不服药，能日趋康复。若神志改变，可加用清开灵注射液静脉滴注，神昏者加服安宫牛黄丸，抽搐者加服紫雪丹等。

（1）中成药

①双黄连口服液，用于邪犯肺卫证、邪炽肺脾证。

②儿童回春颗粒，用于麻疹出疹期邪炽肺脾证。

③玄麦甘桔颗粒，用于麻疹收没期肺胃阴伤证。

④小儿羚羊散，用于邪毒闭肺证、邪陷心肝证。

⑤安宫牛黄丸，用于邪陷心肝证。

（2）药物外治：麻黄 15g，芫荽 15g，浮萍 15g，黄酒 60mL。加水适量，煮沸，让水蒸气满布室内，再用毛巾蘸取温药液，包敷头部、胸背。用于麻疹初热期、见形期，皮疹透发不畅者。

5. 病时调护

麻疹并发症多且重，为及早发现，应密切观察病情，密切观察皮疹的出疹及分布情况，以及伴随症状。从见疹到出齐的时间约 3 日，疹点初起稀疏，先自耳后、发际，渐至胸腹、四肢，最后至手足心，即为疹已出透。出疹期如透疹不畅、疹色暗紫、持续高热、咳嗽加剧、鼻扇喘憋、发绀、肺部啰音增多，为并发肺炎的表现，重症肺炎尚可致心力衰竭。疹点渐次隐没，皮肤上有糠状脱屑，留下棕色的斑迹。注意发热、汗出、呼吸、神志等变化与出疹情况来判断麻疹的顺逆。患儿出现频咳、声嘶甚至哮吼样咳嗽、吸气性呼吸困难。三凹征，为并发喉炎的表现。患儿出现嗜睡、惊厥、昏迷等脑炎表现。出现并发症时可导致原有结核病的恶化。应予以相应护理，预防肺炎、喉炎、脑炎等并发症。

6. 中医护理适宜技术

（1）小儿推拿疗法：推攒竹，分推坎宫，擦迎香，按风池，补脾胃，补肺金，揉中脘，揉脾俞，揉足三里。

（2）药物外治法：麻疹初热期可选芫荽子（或新鲜茎叶）适量，加鲜葱、黄酒同煎，取汁，擦洗患儿全身，透热取微汗。皮疹透发不顺利者，可用麻黄 15g，浮萍 15g，芫荽 15g，西河柳 15g，黄酒 60g，加水适量煮沸，使水蒸气满布室内，再用热毛巾沾药液洗擦头面、四肢等暴露部位，以促疹外透，使毒随疹泄。缺氧不甚者，可配合针刺双侧合谷、少商，以减轻喉部症状。疹出不快或收之太早，可用芫荽、白酒炖热擦拭。麻疹忽然变色或收没者，可用椿根白皮、浮萍、臭牡丹，共煮沸，倾桶内，将患儿脱衣置桶上，覆被熏之。

7. 预防调护

（1）按计划接种麻疹减毒活疫苗。接种麻疹减毒活疫苗是预防麻疹的重要措施，其预防效果达90%，接种对象为8个月以上未患过麻疹的小儿。在接触麻疹后，应于 5 日内注射免疫球蛋白，可起到预防作用，但效力仅能维持 8 周，超过 6 日则无法达到上述效果。仅用免疫血清球蛋白者，其临床表现可变为不典型，仍有潜在传染性。

（2）流行期间应不带或少带易感儿童去公共场所，防止交叉感染。患者使用的各种用具应彻底消毒，以切断传播途径。

（3）麻疹具有较强的传染性，应早期发现、早期诊断和早期隔离，控制传染源。无合并症者不需住院治疗，可在家卧床休息，隔离至出疹后 5 日，开展家庭治疗和家庭护理；合并肺炎者，延长隔离至出疹后 10 日。

（4）卧室空气应流通，温度、湿度适宜，避免直接吹风受寒和过强阳光刺激。

（5）注意补足水分，饮食应清淡、易消化，出疹期间忌油腻辛辣之品。

（6）保持眼睛、鼻腔、口腔、皮肤的清洁卫生。对于重证患儿要密切观察病情变化，早期发现合并症。

第二节　猩红热

丹痧，西医称为猩红热，是由于感受丹痧时邪所致，以发热、咽喉肿痛或伴腐烂，全身弥漫性猩红色皮疹为临床特征。

本病是小儿时期常见传染病之一，四季均可发生，以冬春两季多见，各年龄组均可发病，以2～8岁儿童发病率较高。及早发现，积极治疗，预后良好。但病后常易并发心、肾疾病，故须注意防治。

西医学的猩红热，可参照本节辨证施护。

一、辨证论治

1.邪侵肺卫

证候：发热骤起，头痛畏寒，肌肤无汗，咽喉红肿疼痛，常影响吞咽，皮肤潮红，痧疹隐隐，舌质红，苔薄白或薄黄，脉浮数有力。

证候分析：邪毒自口鼻而入，蕴于肺胃，郁于肌表，则发热、头痛畏寒；邪毒攻喉，故咽喉红肿疼痛；毒邪外泄，发于肌肤则皮肤潮红，痧疹隐现。本证见于起病之初，为时较短，很快时邪入内，转为毒炽气营证。

辨证要点：发热，咽喉红肿疼痛，皮肤潮红，痧疹隐现。

治法：辛凉宣透，清热利咽。

主方：银翘散（《温病条辨》）加减。

2.毒炽气营

证候：壮热不解，烦躁口渴，咽喉肿痛，伴有糜烂白腐，皮疹密布，色红如丹，甚则色紫如瘀点。疹由颈、胸开始，继而弥漫全身，压之退色，见疹后 1～2 日舌苔黄糙，舌质起红刺，3～4 日舌苔剥脱，舌面光红起刺，状如草莓，脉数有力。

证候分析：邪毒炽盛，燔灼气分，则壮热、烦躁、口渴；毒热上攻咽喉，则咽喉肿痛糜烂；毒热内迫营血，则疹红如丹，甚至色紫、有瘀点；舌质红起刺、状如草莓，均为毒炽气营之象。本证是本病的主要阶段，由邪侵肺卫证很快转化而成。

辨证要点：壮热、烦躁、口渴，咽喉肿痛糜烂；痧疹密布，色红如丹；草莓舌。

治法：清气凉营，泻火解毒。

主方：凉营清气汤（《丹溪心法》）加减。

3. 肺胃阴伤

证候：丹痧布齐后 1～2 日，身热渐退，咽部糜烂疼痛减轻，或见低热，唇干口燥，或伴有干咳，食欲不振，舌红少津，苔剥脱，脉细数。约 2 周后可见皮肤脱屑、蜕皮。

证候分析：邪毒外透，则身热渐退，咽喉肿痛减轻；肺胃阴伤，故口干唇燥，皮肤干燥脱屑；舌红少津、苔剥脱，均为肺胃阴伤之象。

辨证要点：身热渐退，口干唇燥，皮肤干燥脱屑，舌红少津，苔剥脱。

治法：养阴生津，清热润喉。

主方：沙参麦冬汤（《温病条辨》）加减。

二、中医护理

1. 起居调护

保持居室安静、空气清新，保持每日通风换气，温度、湿度适宜，居室可用食醋熏蒸。发热期间应卧床静养，避风寒，防止并发症。一般在退疹后1周可逐渐下床活动。注意皮肤清洁，勤剪指甲，避免搔抓，防止皮肤感染。忌用肥皂清洗，可用柔软毛巾擦汗，以免刺激。皮肤脱皮时，半脱落处可用剪刀修去，嘱患儿切勿撕剥皮屑。保持口腔清洁，可在发病期间用淡盐水或银花甘草液含漱，每日2～3次。唇部涂液状石蜡，以防干裂。患儿的衣物及分泌排泄物应消毒处理。

2. 饮食调护

饮食宜清淡、易消化流质或半流质，摄入足够的水分与热量，多食水果及蔬菜，忌油腻辛辣及鱼腥发物。食物温度适宜，不宜过冷过热，减少对咽部的刺激。口渴者予以甘凉生津的饮料，如甘蔗汁、梨汁等。咽喉肿痛显著者予甘桔饮利咽、祛痰，恢复期应逐渐过渡到高蛋白、高热量的半流质饮食，如鸡肉泥、藕粉、莲子粥等。病情好转则可改为软饭，但仍应注意食用少油腻及无辛辣刺激的食物，并保持大便通畅。

3. 情志调护

患儿须隔离治疗，尤其学龄儿童应予劝慰开导，适时解释病情，使患儿安心休息，配合治疗。烦躁不安者要耐心调护，防止哭吵过度而加重症状。

4. 用药调护

（1）中成药
①小儿豉翘清热颗粒，用于邪犯肺卫证。
②三黄片，用于毒炽气营证。
③五福化毒丸，用于毒炽气营证。
（2）药物外治
①珠黄散：取药少许，吹于咽喉。用于咽喉肿痛。
②锡类散：取药少许，吹于咽喉。用于咽喉肿痛、溃烂。
（3）中药宜浓煎，少量温服、频服。中成药可给予清热解毒口服液等。口渴者可用鲜芦根煎汤代茶饮；咽喉肿痛溃烂者可用西瓜霜、锡类

散、冰硼散吹喉，以消肿止痛、祛腐生肌。出疹时皮肤发痒，可选用防风、蝉蜕煎水洗浴。使用退热剂后应密切观察体温及汗出情况，汗出较多时应及时更换内衣，注意保暖，防止复感外邪。

5. 病时调护

疾病初期注意观察发热及咽喉肿痛、糜烂程度，以及局部有无皮疹开始出现，若有皮疹，应详细观察和记录皮疹的透发和分布情况。疾病后期注意观察有无并发症的发生，如出现心悸、胸闷、水肿、尿血或关节肿痛，及时报告医师，配合处理。

6. 中医护理适宜技术

（1）外治法选用冰硼散、锡类散、牛黄散或双料喉风散吹喉，每日3～4次。

（2）针灸疗法

①体针：早期、中期，取内关、合谷、尺泽、鱼际、厉兑，用泻法泄除热毒；后期，取太溪、太冲、三阴交、复溜、照海，用平补平泻法。每日1次。

②针刺放血：早期、中期热毒盛时用，取少商、商阳，高热加委中，点刺出血；或用三棱针点刺耳垂，挤出鲜血10滴，根据病情可重复进行。

（3）饮食疗法：牛蒡桑菊饮，取牛蒡子20g、桑叶10g、菊花10g、白茅根30g，白糖适量，将四味药水煎取汁，加入适量白糖，频服代茶，适用于丹痧初起及中期。西瓜番茄汁，取西瓜1500g、番茄1000g，用洁净纱布挤绞汁液，二液合并，代茶随时饮用，适用于丹痧气营热盛。荸荠甘蔗汁，取梨汁、荸荠汁、甘蔗汁、藕汁各等量，四汁合匀凉服。适用于丹痧后期。

7. 预防调护

（1）控制传染源：发现猩红热患者应执行呼吸道隔离制度，尤其是发病 24 小时以内，至症状消失，咽拭子培养 3 次阴性，无并发症，方可解除隔离。对密切接触的易感人员应隔离 7～12 日。

（2）切断传播途径：对患者的分泌物和污染物要及时消毒处理，接触患者时应戴口罩。疾病流行期间，儿童集体场所应经常进行消毒。冬春流行季节，尽量不去公共场所，外出戴口罩，减少传染机会。

（3）保护易感儿童。对密切接触患者的易感儿童，可早期预防。

（4）小儿乃稚阳之体，卫外不固，易染邪成病，故平素当加强患儿的体质锻炼，顺应节气，调适冷暖，以防并发症。急性期卧床休息，注意居室空气流通，防止继发感染。

（5）供给充分的营养和水分，饮食宜以清淡、易消化的流质或半流质为主。保持皮肤、口腔清洁。易感儿童要加强预防，可口服板蓝根、大青叶等清热解毒中药煎剂。

（6）注意皮肤与口腔的清洁卫生，可用淡盐水漱口或含漱。皮肤瘙痒者不可抓挠，蜕皮时不可撕扯。

第三节　手足口病

手足口病是由外感湿温疫毒时邪引起的急性出疹性时行疾病，临床以发热及手足肌肤、口腔黏膜出现疱疹为特征。

一年四季均可发生，尤以夏秋季节常见。发病年龄以 5 岁以下小儿居多。本病传染性强，易引起流行。患者和隐性感染者主要经呼吸道、消化道和密切接触等途径传播病毒。感染后对同型病毒能产生较持久的免疫力。一般预后较好，多在一周内痊愈，少数重症患儿可合并心肌炎、脑炎、脑膜炎等，甚至导致死亡。

本病在中医古籍中无专门记载，根据其流行病学资料及临床特征，当属于中医学"湿温病"范畴。

一、辨证论治

1. 常证

（1）风热外侵

证候：发热轻微，或无发热，或流涕咳嗽、纳差恶心、呕吐泄泻；口腔、手掌、足跖部有疱疹，分布稀疏，疹色红润，根盘红晕不著，疱液清亮；舌质红，苔薄黄腻，脉浮数。

证候分析：时热邪毒从口鼻入侵，致肺气失宣，故见发热咳嗽、流涕、呕吐，邪毒从肌表透发则见口腔、手足掌心疱疹。本证正盛邪轻，时邪仅犯肺、脾两经。

辨证要点：手掌、足跖、口腔疱疹，风热外侵症状不著。

治法：宣肺解表，清热化湿。

主方：甘露消毒丹（《医效秘传》）加减。

（2）湿热蒸盛

证候：身热持续，烦躁口渴，小便黄赤，大便秘结，手掌、足跖、口腔黏膜及四肢、臀部疱疹，痛痒剧烈，甚或拒食，疱疹色泽紫暗，分布稠密，或成簇出现，根盘红晕显著，疱液浑浊，舌质红绛，苔黄厚腻或黄燥，脉滑数。严重者伴嗜睡易惊、肢体抖动、昏迷抽搐，或喘憋发绀、汗出肢冷、脉微欲绝等危证。

证候分析：本证以年幼儿及感邪较重者多见，因体虚邪盛，湿热蕴结肺脾，故全身症状重，高热不退，烦躁口渴，便干尿赤；湿热外透，则手掌、足跖、口腔黏膜、四肢、臀部可见疱疹，疱疹稠密，疱液浑浊，根盘红晕显著。若正气不足，湿热内陷厥阴心肝，则嗜睡易惊、肢体抖动；若邪毒侵心，血行不畅，则喘憋发绀；心阳受损，心阳欲脱，则见汗出肢冷、脉微欲绝等危证。

辨证要点：身热持续，口腔、手足、四肢、臀部出现疱疹，色泽紫暗，分布稠密，舌质红绛，苔黄厚腻。

治法：清热凉营，解毒祛湿。

主方：清瘟败毒饮（《疫疹一得》）加减。

2. 变证

湿热蒸盛阶段，患儿体弱，邪毒枭张，邪盛正虚，邪毒极易内陷，易发生变证。若出现壮热、神昏、抽搐者，为邪毒内陷厥阴心肝，治以解毒清热、息风开窍，宜送服安宫牛黄丸或紫雪丹；若见心悸、胸闷、气短者，可参"病毒性心肌炎"一节内容辨治；若见胸闷心悸、咳频气急、口唇发绀、咯吐粉红色泡沫痰者，当泻肺逐水、温阳扶正，可予己椒苈黄丸合参附汤加减。变证须配合西医抢救治疗。

二、中医护理

1. 起居调护

对患儿及时隔离，保持居室清洁，空气新鲜，温度适宜，定期开窗换气，但应注意避免"穿堂风"直接吹向患儿。对患儿的用具进行严格浸泡消毒，及时清除呕吐物、排泄物等。保证患儿衣服、被褥清洁、柔软，尽量减少对皮肤的各种刺激。剪短指甲，必要时包裹患儿的双手，防止其抓破皮疹。臀部有皮疹的婴儿，应随时清理大小便，保持臀部清洁干燥。注意口腔卫生，进食前后可用生理盐水或者温开水漱口，以防并发症。溃疡处可用消炎、镇痛、促进溃疡愈合的溃疡贴膜，并经常观察溃疡、糜烂的愈合情况。

2. 饮食调护

宜进营养丰富、刺激性小、易消化的流质或半流质饮食，如牛奶、鸡蛋汤、菜粥等。保持营养均衡，少吃零食。饮食宜温性、清淡、可口，忌肥甘、油腻、冰冷、辛辣、过咸等刺激性食物。因口腔疼痛，咀嚼吞咽困难，唾液经常流出，易引起消化液流失，可嘱患儿多咽下唾液。

3. 情志调护

由于手、足、口疱疹的疼痛刺激，使患儿产生紧张、恐惧心理，常表现为哭闹不安，不能安静地接受治疗。因此医护人员态度要热情、和蔼，取得患儿的信任，减轻其紧张心理。做治疗时要采取鼓励表扬法，使患儿保持情绪稳定，避免哭闹，保证患儿充足的休息与睡眠。

4. 用药调护

解表药应轻煎，汤药宜热服，服药后以微汗为宜。高热患者使用退热剂后应注意汗出情况，防止虚脱。

（1）中成药

①清热解毒口服液，用于风热外侵证。

②清胃黄连丸，用于湿热蒸盛证。

（2）外治疗法

①冰硼散、珠黄散任选1种，涂搽口腔患处，每日2次。

②金黄散、青黛散任选1种，麻油调，敷于手足疱疹患处，每日2次。

5. 病时调护

密切观察患儿的生命体征、精神状态、皮疹出现及消退情况、神经系统症状等，及早发现有无邪毒内陷及邪毒犯心等并发症。若见异常，应立即通知医生，给予相应处理，同时做好相关记录。

6. 中医护理适宜技术

疱疹抓挠溃破，易引起皮肤感染，如破溃者，可将金黄散或青黛散以麻油调敷。瘙痒明显者，可用苦参、芒硝、浮萍煎水外洗；也可取肺、脾、神门、脑等耳穴用王不留行籽贴压。当口唇、咽峡部发生疱疹，可用西瓜霜合冰硼散吹敷口腔患处。

7. 预防调护

（1）本病常在婴幼儿集聚的场所发生，呈流行趋势，故应注意环境卫生，居室要经常通风。流行期间，勿带孩子去公共场所，发现疑似患者，应及时进行隔离，对密切接触者应隔离观察7～10日。

（2）勤晒衣被，每日对玩具、个人卫生用具、餐具等物品进行清洗消毒。教育、指导儿童养成良好的卫生习惯，做到饭前便后洗手，预防病从口入。

（3）处理好感染患儿的粪便及其他排泄物，可用3%漂白粉澄清液浸泡，衣物置阳光下暴晒，室内保持通风换气。对被其污染的日常用品、食具等应及时消毒处理。

（4）注意饮食起居，合理供给营养，保持充足睡眠，避免阳光暴晒，防止过度疲劳而降低机体抵抗力。

（5）患病期间，宜清淡流质饮食或软食，多饮开水，进食前后可用生理盐水或温开水漱口，以减轻食物对口腔的刺激。

（6）注意保持皮肤清洁，对疱疹切勿挠抓，以防溃破感染。对已有破溃感染者，可用金黄散或青黛散麻油调后敷患处，以收敛燥湿，助其痊愈。

（7）密切观察患儿的病情变化，注意监测其精神状态、呼吸、心率、血糖、外周血白细胞等指标，及早发现重症病例。

（8）手足口病缺乏特异有效的防控措施。隐性感染者和无症状的病毒携带者均为传染源。目前，手足口病没有疫苗和特异性治疗药物，应加大健康宣传，使家长对儿童患病能够早发现、早送诊，减少感染机会。可选用具有芳香辟秽、清热解毒功效的中药，如藿香、艾叶等配制香囊，起到一定的预防作用。

第四节　流行性腮腺炎

流行性腮腺炎，是由腮腺炎时邪（流行性腮腺炎病毒）引起的一种时行疾病，临床以发热、耳下腮部肿胀、疼痛为主要临床特征。中医称为痄腮，亦称"时行腮肿""温毒""蛤蟆瘟""鸬鹚瘟"等。

本病一年四季均可发生，冬春季易于流行。多见于3岁以上儿童，尤以学龄儿童高发。预后一般良好，感染后可获终身免疫，少数患儿可因体质虚弱或邪毒炽盛而见邪陷心肝、毒窜睾腹等变证。

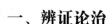

一、辨证论治

1. 常证

（1）温毒外袭

证候：轻微发热、恶寒，一侧或两侧耳下、腮部漫肿疼痛，咀嚼不便，或有头痛、咽红、纳少，舌质红，苔薄白或薄黄，脉浮数。

证候分析：邪毒初侵，表卫失和，则见发热、头痛。邪毒侵犯足少阳胆经，气滞血郁，则见腮部漫肿疼痛。邪阻经脉，关节不利，则见张口不利、咀嚼不便。

辨证要点：轻微发热，耳下、腮部漫肿疼痛，咀嚼不便，舌红苔薄，脉浮。

治法：疏风清热，消肿散结。

主方：柴胡葛根汤（《外科正宗》）加减。

（2）热毒蕴结

证候：高热，一侧或两侧耳下腮部肿胀疼痛，坚硬拒按，张口咀嚼困难，或有烦躁不安，口渴欲饮，头痛，咽红肿痛，颌下肿块胀痛，纳少，大便秘结，尿少而黄，舌红苔黄，脉滑数。

证候分析：邪毒炽盛，则高热不退，烦躁口渴；热毒上乘咽部，则见咽红肿痛；热毒上扰清阳，则见头痛；热毒扰胃，胃气上逆，则见呕吐；热毒壅盛于少阳经脉，气血凝滞不通，则两侧腮部肿胀疼痛、坚硬拒按，张口咀嚼困难。

辨证要点：高热，烦躁，头痛，耳下腮部肿痛、坚硬拒按，张口咀嚼困难。本证为重证，易发生变证，须及早辨治。

治法：清热解毒，散结软坚。

主方：普济消毒饮（《东垣试效方》）加减。

2. 变证

（1）邪陷心肝

证候：多在腮肿的同时出现高热不退，烦躁不安，头痛项强，呕吐，嗜睡神昏，四肢抽搐，舌质红，苔黄，脉弦数。

证候分析：邪毒炽盛，则高热不退；热扰心神，则烦躁不安；热毒上扰清阳，则头痛项强；胃气上逆，则见呕吐；邪陷心肝，闭窍动风，则嗜睡神昏，四肢抽搐；邪毒结于腮部不散，则腮部肿胀疼痛。

辨证要点：高热，神昏嗜睡，头痛项强，恶心呕吐，反复抽搐。

治法：清热解毒，息风开窍。

主方：清瘟败毒饮（《疫疹一得》）加减。

（2）毒窜睾腹

证候：腮部肿胀消退后，一侧或双侧睾丸肿胀疼痛，或脘腹、少腹疼痛，痛时拒按，或有恶心呕吐，腹胀泄泻，舌红苔黄，脉数。

证候分析：邪毒不清，内传足厥阴肝经，足厥阴肝经循少腹络阴器，邪毒蕴结睾腹，则见发热又起，睾丸肿痛，少腹疼痛。

辨证要点：睾丸肿胀疼痛，或脘腹、少腹疼痛。

治法：清肝泻火，活血止痛。

主方：龙胆泻肝汤（《兰室秘藏》）加减。

二、中医护理

1. 起居调护

患儿一定要与健康儿童隔离，以免传染。一般来讲，要隔离至腮肿完全消退为止。患儿用过的食具、毛巾等应煮沸消毒，居室经常通风换气，这样既能使居室内空气新鲜，又可以达到消毒的目的。重症患儿因高热，精神及体力都很差，应当卧床休息以减少体力消耗，这样有助于康复；轻症的患儿常常不易引起家长的重视，不注意隔离与护理，任其自由活动，很容易造成疾病传播。患儿若没有得到很好的休息，容易导致并发症。出现睾丸肿大伴压痛感时，可对局部进行冷敷，并用丁字形布带将睾丸托起，以改善患儿的局部症状。

2. 饮食调护

多饮温开水，吃流质或半流质饮食，避免咀嚼。饮食宜清淡，忌酸、硬、辣等刺激性食物及鱼虾等发物，忌煎炸爆炒、熏烤食物，避免引起唾液增多，肿痛加剧。由于腮腺在口腔中的分泌物增加，故应注意口腔卫生，常漱口，餐后刷牙。宜吃平性及凉性食品，多吃新鲜瓜果蔬菜，可食用马齿苋、绿豆、赤小豆、西瓜等。发病初期或中期可饮用板蓝银花茶。

3. 情志调护

患儿因腮腺肿胀疼痛而情绪不宁，应耐心劝慰，避免其产生焦虑、恐惧等负性情绪。积极疏导，消除其紧张心理，使其保持心情舒畅，防止哭闹过度，加重病情。因腮肿疼痛、张口困难而厌食者，宜帮助其稳定情绪，引导鼓励进食。

4. 用药调护

中药汤剂宜浓煎，少量多次频服。邪犯少阳者可用小柴胡冲剂；热毒壅盛及邪陷心肝者可口服清开灵冲剂。局部肿胀处可用如意金黄散外敷，或紫金锭、青黛散醋调外敷。

（1）中成药

①腮腺炎片，用于温毒外袭证。

②蒲地蓝消炎口服液，温毒外袭证。

③连花清瘟颗粒，用于热毒壅盛证。

④安宫牛黄丸、安脑丸，用于邪陷心肝证。

（2）药物外治

①如意金黄散适量，以醋或茶水调敷患处，每日1～2次。

②玉枢丹，每次0.5～1.5g，以醋或水调敷患处，每日1～2次。

③新鲜仙人掌，每次取一块，去刺、洗净后捣泥或切成薄片，贴敷患处，每日1～2次。

5. 病时调护

密切观察患儿的体温、腮部肿胀情况，及时发现变证。发热、耳下腮肿，但无昏迷、抽搐、睾丸肿痛或少腹疼痛者，病情较轻；睾丸肿大痛甚者，给予局部冷湿敷，并用纱布做成吊带，将肿胀的阴囊托起。若高热不退、神志不清、反复抽搐，或睾丸肿痛、少腹疼痛者，病情较重，要观察神志、腮部肿痛、腹部及睾丸有无肿痛等情况，以便及时发现变证。

6. 中医护理适宜技术

（1）针刺法

取穴：翳风、颊车、合谷、外关、关冲。

加减：温毒外袭者，加风池、少商；热毒蕴结者，加商阳、曲池、大椎；睾丸肿痛者，加太冲、曲泉；惊厥神昏者，加水沟、十宣；脘腹疼痛者，加中脘、足三里、阳陵泉。

用泻法，强刺激，每日1次，每次留针30分钟，或点刺放血。

（2）灯火燋法：取角孙、阳溪，剪去头发，常规消毒。取一段灯心草或一根火柴棒，蘸麻油适量，点燃，对准穴位迅速灼灸。每日1次，连用3～4日。

（3）推拿按摩法：取翳风、颊车、合谷、外关等，行穴位按摩，高热配曲池、大椎；睾丸肿痛配太冲、血海、三阴交。可掐天庭、水沟、十宣等穴以镇惊止搐。

（4）穴位照射法：取少商、合谷、阿是穴（肿大的腮腺局部）、曲池、风池等，用氦-氖激光照射。

7. 预防调护

（1）流行季节向群众进行有关知识的宣传教育。避免大型集会，避免到人群密集或通风不良的场所，必要时戴口罩。

（2）流行期间，易感儿勿去公共场所。中、小学校等要经常开展体格检查，对有接触史的可疑患儿要及时隔离观察检疫3周。

（3）发病期间应隔离治疗，直至腮部肿胀完全消退。患儿的衣被、用具等物品均应煮沸消毒。

（4）患儿应卧床休息直至热退，并发睾丸炎者要适当延长卧床休息时间。

（5）宜给易消化、清淡流质饮食或软食，忌吃酸、硬、辣等刺激性食物。每餐后用生理盐水漱口或清洗口腔，以保持口腔清洁。流行季节可口服板蓝根冲剂或用金银花煎汤服，以防传染。

（6）高热、头痛、嗜睡、呕吐者要密切观察病情，及时给予必要的处置。

（7）接种麻、风、腮三联疫苗或腮腺炎疫苗可预防本病的发生。病后可有持久免疫力。

第五节　水痘

水痘是由外感时行邪毒所致，以发热，皮肤分批出现斑疹、丘疹、水疱和结痂为主要临床表现的急性传染病。因其疱疹内含水液，形态椭圆，状如豆粒，故称为水痘。由于水痘疱疹形态不同，尚有"水疱""水花""水疮"等别名。

本病传染性强，全年均可发生，但以冬春季多见。水痘发疹前24小时至皮疹结痂为止均有传染性，为期7～8日。易感儿童发病率高，且易造成流行，10岁以内小儿常见。该病一般预后良好，不留瘢痕。病后可获持久免疫力。

本病在西医学也称为水痘，是由于感受水痘－带状疱疹病毒而致的呼吸道传染病，可参照本节辨证施护。

一、辨证论治

1. 常证

（1）邪伤肺卫

证候：发热恶寒，或无发热，鼻塞流涕，喷嚏，咳嗽，1～2日分批出现皮疹，初为斑疹、丘疹，继而疱疹、结痂，疹色红润，疱疹呈椭圆形，疱浆清亮，根盘红晕，分布稀疏，此起彼伏，以躯干为中心呈向心性分布，伴有痒感，舌苔薄白，脉浮数，或指纹紫。

证候分析：水痘时邪从口鼻而入，蕴郁于肺脾，肺卫失宣，故有发热恶寒、鼻塞咳嗽等肺卫表证。脾失健运，内湿与时邪相搏，透于肌表，故皮肤分批出现斑丘疹、疱疹。本证正盛邪轻，时邪只犯肺、脾两经。

辨证要点：皮疹稀疏，疹色红润，疱浆清亮。

治法：疏风清热，利湿解毒。

主方：银翘散（《温病条辨》）加减。

（2）邪炽气营

证候：壮热不退，烦躁不安，口渴欲饮，面红目赤，大便干结，小便短黄，皮疹疹色紫暗，疱浆混浊，根盘红晕明显，分布密集，甚可见出血性皮疹、紫癜，皮疹呈离心性分布，舌红或绛，苔黄糙而干，脉数有力，或指纹紫滞。

证候分析：感受水痘时邪较重，正胜邪实，邪毒炽盛，内传气营。气分热盛，致壮热，烦躁，口渴，面红目赤；毒传营分，与内湿相搏，外透肌表，则致水痘密集，疹色暗紫，疱浆混浊。本证为水痘重证。若邪盛正虚，正不胜邪，则易出现变证。

辨证要点：壮热烦躁，皮疹分布密集，疹色紫暗，疱浆混浊，疹点密布。

治法：清气凉营，解毒化湿。

主方：清胃解毒汤（《痘疹传心录》）加减。

2. 变证

邪炽气营阶段，因体虚邪毒化火，正不胜邪，易内陷转为变证，若出现高热、咳嗽气喘、鼻扇、口唇青紫等症，为邪毒闭肺之变证，治以清热解毒、开肺化痰，予麻杏石甘汤加减。若突然出现高热、神志模糊甚至昏迷、抽搐等症，为邪毒内陷心肝之变证，治以清热解毒、镇惊开窍，给予清瘟败毒饮加减，加用安宫牛黄丸清热涤痰开窍。

二、中医护理

1. 起居调护

因本病具有传染性，患儿必须隔离；保持室内温度适宜，衣服宽大柔软；被褥整洁，不宜过厚，勤换洗，并放在阳光下暴晒或煮沸消毒，以免造成患儿不适，增加痒感；保持手的清洁，剪短指甲，婴幼儿可戴并指手套，以免抓伤皮肤，继发感染或留下瘢痕。患儿高热时应卧床休息，鼓励其多饮水，以促使邪毒排泄，并加强口腔护理。

2. 饮食调护

饮食清淡，给予易消化及营养丰富的流质及半流质饮食，如绿豆汤、小米粥等，多饮水。忌油腻、辛辣及不易消化的食物，如姜、辣椒、鱼虾等刺激性食物及发物。发热出疹期要多饮温开水。邪伤肺卫者可予金银花露饮用。水痘已出、发热尿赤者，可选用薏苡仁红豆粥，以解毒祛湿。

3. 情志调护

生活环境的改变加之吃药等治疗的痛苦，会使患儿产生恐惧心理，因此护理时要耐心细致，多与患儿沟通，说话时要温柔、和蔼、热情，解除患儿的紧张情绪，减少其恐惧感，鼓励患儿及家长积极配合治疗。

4. 用药调护

（1）中成药

①双黄连口服液，用于邪伤肺卫证。

②清瘟解毒丸，用于邪伤肺卫证、邪炽气营证。

③至宝丹，用于邪陷心肝证。

④小儿清肺颗粒，用于邪毒闭肺证。

（2）药物外治

①苦参 30g，芒硝 30g，浮萍 15g，煎水外洗，每日 2 次。用于水痘皮疹较密、瘙痒明显者。

②青黛 30g，煅石膏 50g，滑石 50g，黄柏 15g，冰片 10g，黄连 10g，共研细末，和匀，拌油适量，调搽患处，每日 1 次。用于水痘疱浆混浊或疱疹破溃者。

（3）解表药应轻煎，服药后以微汗为宜。高热患儿使用退热剂后应注意汗出情况，防止虚脱。口舌生疮、牙龈溃破者，可于患处涂锡类散。

5. 病时调护

密切观察舌苔、脉象的变化，皮疹的颜色，疱疹稀疏、稠密及布发的情况，以辨别轻症、重症，采取相应护理措施。注意患儿的发热、神态、表情等变化。高热者应密切观察体温变化，必要时给予物理降温，以防高热惊厥。防止出现邪毒内陷及邪毒犯心等并发症，若出现咳嗽、气急、鼻翼扇动、惊厥或昏迷症状时，应及时报告医生，予以救治。

6. 中医护理适宜技术

高热时可针刺合谷、十宣放血以退热；水痘皮疹较密、瘙痒明显者，取肺、脾、神门、脑等耳穴，以王不留行籽贴压；疱疹破溃、搔破感染者，可用青黛散撒布患处，或用黄连膏、如意金黄散涂搽在疱疹局部，或用苦参、浮萍、芒硝煎水外洗，每日 2 次。

7. 预防调护

（1）本病流行期间，易感儿童要少去公共场所。幼儿园须加强晨间检查及隔离观察制度。

（2）妊娠早期，孕妇接触水痘后，应给予水痘－带状疱疹免疫球蛋白肌内注射，如患水痘则应终止妊娠，避免发生先天性水痘综合征。

（3）控制传染源，水痘患儿应隔离至疱疹结痂为止。已接触水痘者应检疫3周，并立即给予水痘减毒活疫苗肌内注射，可预防发病。被水痘患儿污染的被服及用具应进行消毒。

（4）对使用大剂量肾上腺皮质激素、免疫抑制剂的患儿，以及免疫功能受损、恶性肿瘤患儿，在接触水痘72小时内可肌内注射水痘－带状疱疹免疫球蛋白，以预防本病；已发生水痘者应立即减量或停用。

（5）对水痘伴发热的患儿，应避免使用水杨酸制剂，以免发生瑞氏综合征。

（6）保持室内空气新鲜及皮肤清洁。

（7）指导家长掌握水痘的护理方法、隔离消毒知识及对并发症的观察等。轻者可在家进行隔离治疗。对重症水痘患儿应密切观察病情变化，及早发现变证，如有异常变化须及时就诊，以免延误病情。